本书由新疆维吾尔自治区自然科学基金资助

# 颈动脉夹闭 CIR 小鼠模型及电针刺研究技术

田元祥　赵建新　主编

中医古籍出版社

**图书在版编目（CIP）数据**

颈动脉夹闭 CIR 小鼠模型及电针刺研究技术／田元祥，赵建新主编. —北京：中医古籍出版社，2015.7
ISBN 978 - 7 - 5152 - 0912 - 8

Ⅰ.①颈… Ⅱ.①田… ②赵… Ⅲ.①颈动脉 – 脑缺血 – 电针疗法 Ⅳ.①R245.9

中国版本图书馆 CIP 数据核字（2015）第 130697 号

# 颈动脉夹闭 CIR 小鼠模型及电针刺研究技术
田元祥　赵建新　主编

责任编辑　贾萧荣
封面设计　陈　娟
出版发行　中医古籍出版社
社　　址　北京东直门内南小街 16 号（100700）
印　　刷　廊坊市三友印务装订有限公司
开　　本　880mm×1230mm　1/32
印　　张　8.5
字　　数　170 千字
版　　次　2015 年 7 月第 1 版　2015 年 7 月第 1 次印刷
书　　号　ISBN 978 - 7 - 5152 - 0912 - 8
定　　价　32.00 元

# 编委会

# 前　　言

编者在长期临床以及实验经验中发现,应用电针治疗脑缺血再灌注(cerebral ischemia reperfusion,CIR)损伤性疾病有很好的疗效,且相关研究已经得到广泛的关注与开展。小鼠作为模型动物,目前虽已有实验动物造模方法、实验针灸学等著作,但缺少针对CIR小鼠模型及电针刺研究技术的专著。为填补这一空缺,编者在开展多年实验研究与查阅众多文献的基础上,编写了本书。本书从模型制作、电针操作、小鼠腧穴和实验伦理四个方面进行详细论述,图文并茂,以期为相关实验人员提供经验和指导,为推动电针治疗CIR损伤疾病的研究奉献绵薄之力。

撰写这本专著的动意始自1995年。1995年开始进行利用CIR损伤小鼠模型进行针刺治疗血管性痴呆的机理研究,在研究之初就发现困难重重,主要问题是操作性资料匮乏。当时基本上所有的专著,都是机理阐述特别多,涉及到操作层面的微乎其微,而且从微乎其微的内容中,要找到模型制作的技术内容与电针刺的操作内容,真是难上加难。直到2011年在新疆援疆期间,得到新疆维吾尔自治区自然科学基金资助,要对课题组人员进行模型研究和电针刺研究技术的培训,寻找相关资料时,发现这种状况仍然如1995年般的缺如,一直没有什么改变。无奈,只好用实验小鼠进行实地实物操作性示范,并拍摄了部分录像资料,这样才能在2013年底和2014年初,在北京开展研究时,用录像对课题组的新人进行培训。这种状况,促使我下决心,把该模型的研究技术和电针刺的技术形成专著,专注于过程中的操作性技术,为新涉入研究的研究者们提供一个入门的专著。期望他们凭借该专著,就能独立进行该模型研究，以及利用该模型进行电针刺研究。经过编委会成员近1年的艰苦撰写，终于成稿。

本书中的大部分内容是我们课题组在研究的过程中形成的经验性总结。在研究过程中有很多难题，又是研究的关键，如果不能很好地解决，就会影响实验的结果。譬如，双侧颈总动脉结扎过程中的材料来说，期刊文献只说用丝线结扎，再灌注时再解开。实际在操作中，打结的过程是比较顺利的，但是再灌注解开的过程就难了。因为绑不结实，就不能真正形成缺血过程。但绑结实了，解开的过程中，稍不留神，就会撕扯导致血管破裂，眼看着小鼠大出血死掉，那种难受的心情真是难以描述。大鼠的研究者建议用动脉夹，结果只有大动脉夹，用来夹持小鼠，就像是用擀面杖夹面条，根本就不匹配。打电话过去询问期刊文献的作者，也是只说到就是用小动脉夹，再不往下说了，从哪里买到、多大尺寸、哪个厂家等等都得不到答案。

还有动物的绑扎，文献报道说用线、绳、橡皮筋等等。我们都进行了实验，结果发现，在麻醉状态时，用线、绳、橡皮筋都可以绑住，但经常是松解时发现小鼠的脚趾已经颜色发紫，这实际上形成了足趾的缺血再灌注，对实验结果肯定会有不良影响。到电针刺环节，问题更复杂，要在小鼠清醒状态下针刺，小鼠会使劲挣扎，用绳偏粗，一挣扎就松脱，需要多次操作才能完成，甚至完不成。用线和橡皮筋一样会挣扎松脱。绑紧了，就会脚趾颜色发紫。实验员提出深色布袋方法利用小鼠喜欢钻洞的特点，结果不行。用铁丝笼，也不行，小鼠会在笼中转身。经过大量摸索，最后我们自己发现医用橡皮膏最实用和高效。绑扎部位够宽，既能绑住不挣脱，又不会再脚趾颜色发紫。

最绝的是在小鼠清醒状态下的绑扎方法和松解方法。用橡皮膏直接粘贴在固定板上还不行，必须要先环绕肢体对粘，并留出游离端，然后再粘贴在固定板上，这样就不会再挣脱，脚趾也不会颜色发紫，既好绑扎，又容易松解。但是这种绑法，不亲自操作时，不会有体会,原本想用期刊文章发表,但编辑与审稿专家觉得这是细节,没有大意义,不能在文章中写上。实际对操作者来说,这是至关重要的。因此,也只能在专著中写上。诸如此类,还有很多,不胜例举。

总之,本书侧重在研究的技术层面,将我们近 20 年的体会和经验分享,希望能够对读者实验操作有所裨益,为初涉入者提供一份帮助,我们的心意仅此而已。

由于本书编写体例是新的尝试与突破,纰漏与不妥之处在所难免,敬请同仁批评指导,使本书再版时能得以完善。

**编者**
**2014 年 12 月**

# 目　　录

## 第一篇　模型篇

## 第二篇　电针刺篇

## 第三篇　腧穴篇

## 第四篇　伦理篇

# 第一篇 模型篇

# 第一章 脑缺血再灌注损伤（CIRI）

CIRI 常见于脑梗塞、脑血栓等缺血性脑血管病。溶栓后，以及脑肿瘤等手术后，是血流复灌后脑组织损伤的主要病理机制。因此，需要概括了解 CIRI 的概念、影响因素、发生机制及特点。

## 第一节 CIRI 的概念

大脑正常生理功能的维持，有赖于良好的血液循环。脑组织的正常活动所需的能量主要来源于葡萄糖的有氧氧化所提供因此对缺氧十分敏感，各种原因所造成的脑组织缺血缺氧都可引起大脑严重的不可逆性损伤。所以尽早恢复受损脑组织的灌流量是减轻脑缺血性损伤的根本方法，例如溶栓、抗凝、扩张血管以及手术等治疗措施。然而近年来在相关临床观察及动物实验中发现：部分动物或患者 CIR 后，其脑细胞的功能代谢障碍和结构破坏反而加重，甚至会发生不可逆的损伤，这种现象被称为 CIRI。

# 第二节  CIRI 的影响因素

CIRI 与否主要取决于以下几个因素：

**1. 缺血时间**：通常将 CIRI 分为两个时期：①可逆损伤期：缺血 20~40min 再灌注；②不可逆损伤期：缺血 40~60min 再灌注。一般来讲，缺血时间越长，越易发生再灌注损伤，且损伤越严重；不同的动物发生 CIRI 所需的时间也不一样，小动物相对较短，大动物相对较长。

**2. 侧支循环**：缺血后若能形成侧支循环者，能有效缩短缺血时间，降低缺血程度，不易发生再灌注损伤。

**3. 对氧的需求程度**：大脑对氧需求高，易发生再灌注损伤。

**4. 电解质浓度**：高钙、高钠容易诱发再灌注损伤，而高镁、高钾则对损伤有保护作用。

# 第三节  CIRI 的发生机制

脑的缺血再灌注损伤是一个复杂的多因素过程，现有的学说认为，其发生机制主要与再灌注时氧自由基生成过多、细胞内钙超载、中性粒细胞浸润、无复流现象、能量代谢障碍以及细胞凋亡、血-脑脊液屏障的损伤有关。这些学说的存在并不是孤立的，而是互相联系，密不可分的。

## 一、自由基的作用

### （一）自由基的概念

自由基是外层轨道上有单个不配对电子的原子、原子团和分子的总称，又称为游离基。其中由氧诱发产生的自由基，称为氧自由基。活性氧是由氧形成，并在分子组成上含有氧的一类化学性质非常活泼的物质的总称。它包括氧自由基以及非自由基的含氧物质，例如，单线态氧和 $H_2O_2$。

自由基在体内存在时间短（平均寿命仅为 1ms），化学性质极其活泼，极易与其他物质反应形成新的自由基，并呈现出明显的连锁反应。氧自由基可分为三类：非脂性自由基、脂性自由基以及一氧化氮（NO）。

### （二）自由基的产生及清除过程

**1. 体内自由基的产生**：当氧在体内获得一个电子时还原生成 $O^{2-}$，获得两个电子时生成 $H_2O_2$，获得三个电子时生成 $OH^-$。$O^{2-}$ 是体内其他自由基和活性氧产生的基础。

$O^{2-}$ 的产生途径包括如下五个方面：

（1）线粒体：在生理条件下，通常绝大多数氧通过细胞内的色素氧化酶系统接受 4 个电子还原成水，同时释放能量，但也有 1%～2% 的氧接受一个电子生成 $O^{2-}$，在线粒体的呼吸链中，产生 $O^{2-}$ 的部位有黄素蛋白、还原型辅酶 Q、细胞色素 C 等。

（2）自然氧化：氧分子在还原型细胞色素 C、儿茶酚胺、甲状腺素、血红蛋白、肌红蛋白等的自然氧化过程中生成 $O^{2-}$。

（3）酶氧化：体内黄嘌呤氧化酶、醛氧化酶等在生化过程中可以生成 $O^{2-}$。

（4）毒物作用于细胞：如除草剂百草枯等在作用于细胞的过程中有 $O^{2-}$ 的生成。

（5）电离辐射：通常可引起共价键化合物断裂，而在此过程中，会有 $O^{2-}$ 的生成。

$OH^-$ 作为 $O^{2-}$ 和 $H_2O_2$ 相互作用的产物，特别是在 $Fe^{3+}$ 或 $Cu^{2+}$ 的参与下，$OH^-$ 的生成会加速。即 $O^{2-}$ 使铁还原后，还原的铁再将 $H_2O_2$ 还原生成 $OH^-$。这种由铁离子催化的 Haber – Weiss 反应被称为 Fenton 反应。$OH^-$ 是体内最为活跃的氧自由基，对机体的危害亦最大。

**2. 细胞内氧自由基的清除物质**

（1）低分子自由基清除剂：包括水溶性自由基清除剂（维生素 C 和谷胱甘肽等），以及存在于细胞脂质部分的脂溶性自由基清除剂（维生素 E 和维生素 A 等）。

（2）脂性自由基清除剂：细胞的过氧化氢酶（CAT）及过氮化物酶可清除 $H_2O_2$。超氧化物歧化酶（SOD）可清除 $O^{2-}$。

作为机体正常代谢产物，自由基参与许多生理和病理过程，其有益效应表现在某些酶反应当中，特别是在产生氧化还原反应、电子转移的酶系统中，一般都会有自由基中间体的参与。而某些药物的药理作用，也可能是以自由基中间体作为其活性形式。其有害效应表现在许多疾病和病理过程的发生，都与自由基的产生有着密切的关系。例如，心脑血管疾病、动脉粥样硬化、中枢神经系统功能障碍、糖尿病、肌萎缩、癌症、关节炎、氧中毒、炎症、急性呼吸窘迫综合征、衰老、休克等病理过程，都和自由基的产生直接或间接有关。

（三）缺血－再灌注时氧自由基生成增多的机制

缺血期，组织含氧量减少，作为电子受体的氧不足以再灌注恢复组织的供应，提供了大量电子受体，用电子自旋共振技术直接测定氧自由基发现，在心肌再灌注后的几秒至几分钟内，血液和心肌组织中氧自由基含量可成倍增加。再灌注中的氧自由基主要是通过以下途径激发产生的。

**1. 黄嘌呤氧化酶形成增多：**缺血时，由于腺嘌呤核苷三磷酸（Adenosine Triphosphate，ATP）减少，膜泵障碍，$Ca^{2+}$进入细胞，激活产生$Ca^{2+}$依赖性蛋白水解酶，使黄嘌呤脱氢酶（XD）大量转化为黄嘌呤氧化酶（XO）；与此同时，ATP降解产物—次黄嘌呤在缺血组织堆积。再灌注时，由于大量的分子氧随血液进入缺血组织，在XO催化次黄嘌呤转化为黄嘌呤并进而催化黄嘌呤转变为尿酸的两步反应中，都以分子氧作为电子接受体，从而产生大量的$O^{2-}$和$H_2O_2$，后者再在金属离子的参与下形成$OH^-$，使组织中的$O^{2-}$、$OH^-$、$H_2O_2$等活性氧大量增加。

**2. 中性粒细胞：**中性粒细胞在进行吞噬活动时耗氧量增多，其摄入$O_2$的70%～90%可以在NADPH氧化酶和NADH氧化酶的催化下，接受电子形成氧自由基，这些自由基可以用于杀灭病原微生物。组织缺血可以激活补体系统，或经过细胞膜分解产生许多具有趋化活性的物质，例如$C_3$片段、白三烯（Leukotriene，Lts）等，来吸引、激活中性粒细胞。再灌注期的组织由于重新获得 $O_2$ 供应，激活的中性粒细胞耗氧量会显著增加，产生大量氧自由基，此过程被称为呼吸爆发或氧爆发，可以造成细胞损伤。

**3. 线粒体（Mitochondrion）：** 缺血和再灌注时，由于 ATP 的减少，经钙泵摄入肌浆间的 $Ca^{2+}$ 也随之减少，进入线粒体中的增多，从而使线粒体细胞色素氧化酶系统功能失调，使得进入细胞内的氧还原形成水减少，经单电子还原形成的氧自由基增多。与此同时，$Ca^{2+}$ 进入线粒体内；使含 Mn 的 SOD、过氧化物酶和过氧化氢酶的活性下降，也可导致氧自由基增多。

**4. 儿茶酚胺：** 机体在缺血缺氧的应激刺激下，交感 – 肾上腺皮质系统分泌大量的儿茶酚胺，后者可以在自身氧化生成肾上腺素的过程中产生 $O^{2-}$，产生大量的氧自由基。

（四）自由基的损伤作用

实验表明，给予外源性自由基发生剂可使正常及缺血组织细胞受到严重损伤，自由基清除剂则可有效减轻缺血 – 再灌注损伤。自由基具有极为活泼的反应性，自由基一旦生成，即可经其中间代谢产物不断扩展从而生成新的氧自由基，形成连锁反应。自由基还可与各种细胞成分，如蛋白质、膜磷脂、核酸等发生反应，造成细胞结构损伤以及细胞功能代谢障碍。

**1. 自由基对磷脂膜的损伤：** 主要表现在其与膜内多价不饱和脂肪酸的作用，使多价不饱和脂肪酸发生过氧化，进而形成脂质自由基和过氧化物，造成多种损害。

（1）破坏膜的正常结构：脂质过氧化使膜不饱和脂肪酸的含量减少，不饱和脂肪酸/蛋白质的比例失调，磷脂膜的液态性、流动性降低，通透性增加，细胞外 $Ca^{2+}$ 的内流增加。

（2）间接抑制膜蛋白的功能：脂质过氧化使膜脂质之间形成交联聚合，这可间接抑制膜蛋白如钠泵、钙泵及 $Na^+/Ca^{2+}$ 交换蛋白等的功能，导致胞浆内 $Na^+$、$Ca^{2+}$ 的浓度升高，造成细胞肿胀和钙超载；膜的液态性降低和膜成分的改变可影响信号转导分子在膜内的移动，抑制受体、G 蛋白与效应器的耦联，造成细胞信号转导功能障碍。

（3）促进自由基及其他生物活性物质生成：膜脂质的过氧化可激活磷脂酶 C、磷脂酶 D，从而进一步分解膜磷脂，催化花生四烯酸发生代谢反应，在增加脂质过氧化和自由基生成的同时，形成多种生物活性物质，例如血栓素、前列腺素、白三烯等，促进再灌注损伤。

（4）减少 ATP 生成：线粒体膜脂质的过氧化，可以导致线粒体的功能抑制，ATP 生成减少，使得细胞能量代谢障碍加重。

**2. 细胞内 $Ca^{2+}$ 超载**：由于自由基引起细胞膜通透性增强，导致细胞外 $Ca^{2+}$ 内流，膜上 $N^+-K^+-ATP$ 酶失活，使细胞内 $Na^+$ 升高，$Na^+-Ca^{2+}$ 交换增强，线粒体膜的液态性及流动性发生改变，导致线粒体出现功能障碍，ATP 的生成减少，使质膜与肌浆网钙泵的功能失灵，不能将肌浆中过多的 $Ca^{2+}$ 泵出或摄取入肌浆网。这些因素均可导致 $Ca^{2+}$ 的超载，成为细胞死亡的原因。

**3. DNA 断裂及染色体畸变**：染色体畸变、核酸碱基改变或 DNA 断裂是自由基对细胞的毒性作用主要表现，这种作用 80% 为 OH⁻ 所致。OH⁻ 可与脱氧核糖及碱基反应并使其结构发生改变。而外面缺少组蛋白保护的线粒体 DNA（MtDNA），对氧化应激和线粒体膜脂质过氧化较敏感，故易受到自由基的损伤，从而造成碱基片段丢失、碱基修饰及插入突变等。

**4. 蛋白质变性及酶活性降低**：自由基可引起蛋白质分子肽链断裂，进而修饰酶活性中心的氨基酸，使巯基发生氧化。丙二醛（Molonaldehyde，MDA）作为脂质过氧化物的产物，是重要的交联因子，可引起胞浆、膜蛋白及某些酶交联形成二聚体或更大聚合物。这些聚合物可造成蛋白质的变性和功能的丧失。如肌纤维蛋白巯基氧化，可使其对 $Ca^{2+}$ 反应性降低，结果对心肌收缩力产生抑制。

**5. 诱导炎症介质产生**：自由基可导致脂质过氧化和胞内游离钙的增加，激活线粒体、磷脂酶及质膜上的脂加氧酶及环加氧酶，通过花生四烯酸的代谢，形成具有高度生物活性的前列腺素、白三烯及血栓素等。

## 二、钙超载

各种原因所引起的细胞内钙含量异常增多，并由此导致细胞结构损伤和功能代谢障碍的现象，被称为钙超载（Calcium Overload）。

### （一）细胞内钙稳态调节

正常情况下，细胞内钙浓度为 $10^{-9} \sim 10^{-7}$ mol/L，细胞外钙的浓度为 $10^{-3} \sim 10^{-2}$ mol/L。其中约 44% 的细胞内钙存在于胞内钙库（线粒体和内质网），因而细胞内游离钙浓度仅为细胞外钙浓度的0.005%。上述电化学梯度的维持，依赖于生物膜对钙的不自由通透性以及转运系统的调节。

**1. $Ca^{2+}$进入胞液的途径：** $Ca^{2+}$进入胞液是一个顺浓度梯度的被动过程。细胞内钙释放的触发因素是细胞外钙的跨膜进入，而细胞内钙浓度的增加主要取决于内钙释放。

（1）质膜钙通道：主要有两大类型。①电压依赖性钙通道（Voltage – dependent calcium channel，VDCC）可分为 L 型、T 型、N 型等亚型；②受体操纵性钙通道（Receptor – operated calcium channel，ROC），亦称为配体门控性钙通道（Ligand Gated Calcium Channel，LGC），此类受体是由多个亚基所组成的，当其与激动剂结合之后，通道便开放。

（2）胞内钙库释放通道：钙库释放通道（Calcium Release Channel）属于受体操纵性钙通道，包括三磷酸肌醇操纵的钙通道（$IP_3$受体通道）等。

**2. $Ca^{2+}$离开细胞液的途径：** $Ca^{2+}$离开胞液是一个逆浓度梯度、耗能的主动过程。

（1）钙泵的作用：钙泵即 $Ca^{2+} – Mg^{2+} – ATP$ 酶，其存在于质膜、内质网膜和线粒体膜上。当 $Ca^{2+}$ 升高到一定程度，该酶即被激活，水解 ATP 供能，随后将 $Ca^{2+}$ 泵出细胞或泵入内质网及线粒体，使细胞内 $Ca^{2+}$ 的浓度降低。

（2）$Na^+ – Ca^{2+}$ 交换：作为一种跨膜蛋白，$Na^+ – Ca^{2+}$ 交换蛋白以双向转运方式，通过一种产电性电流（以 3 个 $Na^+$ 交换 1 个 $Ca^{2+}$），来参与细胞内钙稳态的维持。$Na^+ - Ca^{2+}$ 交换主要受跨膜 $Na^+$ 的梯度调节。在生理状态下，$Na^+$ 可顺着电化学梯度进入细胞，而 $Ca^{2+}$ 则逆着电化学梯度移出细胞。

（3）$Ca^{2+} - H^+$ 交换：$Ca^{2+}$ 升高时，$Ca^{2+}$ 可以被线粒体摄取，而 $H^+$ 则被排至细胞液中，线粒体通过此方式发挥缓冲作用。

## （二）再灌注时细胞内钙超载的机制

再灌注时细胞内发生钙超载的机制主要有 $Na^+ - Ca^{2+}$ 交换异常、细胞膜通透性增高、线粒体功能障碍。

**1. $Na^+ - Ca^{2+}$ 交换异常：**目前多数观点认为 $Na^+ - Ca^{2+}$ 交换蛋白以 3 个 $Na^+$ 交换 1 个 $Ca^{2+}$ 的比例对细胞内外 $Na^+ - Ca^{2+}$ 进行双相转运。在生理条件下，$Na^+ - Ca^{2+}$ 交换蛋白的主要转运方向是将细胞内 $Ca^{2+}$ 运出细胞外，与细胞膜钙泵共同维持心肌细胞静息状态下的低钙浓度，除受 $Ca^{2+}$、$Mg^{2+}$、$H^+$、ATP 浓度的影响外，$Na^+ - Ca^{2+}$ 交换蛋白的活性还主要受到跨膜 $Na^+$ 浓度梯度的调节。已有大量实验证实，$Na^+ - Ca^{2+}$ 交换蛋白是缺血 - 再灌注损伤和钙反常发生时钙离子进入细胞内的主要途径。

（1）细胞内高 $Na^+$ 对 $Na^+ - Ca^{2+}$ 交换蛋白的直接激活：缺血使细胞内 ATP 的含量减少，钠泵的活性降低，造成细胞内 $Na^+$ 的含量增高。缺血 - 再灌注时，由于缺血细胞重新获得氧及营养物质的供应，细胞内高 $Na^+$ 除激活钠泵外，还能迅速激活 $Na^+ - Ca^{2+}$ 交换蛋白，加速 $Na^+$ 向细胞外转运，同时将大量 $Ca^{2+}$ 运入胞浆中。

（2）细胞内高 $H^+$ 对 $Na^+ - Ca^{2+}$ 交换蛋白的间接激

活：质膜 $Na^+ - H^+$ 交换蛋白主要感受的是细胞内 $H^+$ 浓度变化，同时将细胞内 $H^+$ 以 1:1 的比例排出细胞，而将 $Na^+$ 摄入细胞，这是维持细胞内环境 pH 稳定的重要机制。缺血 - 再灌注时，$Na^+ - H^+$ 交换蛋白的激活对钙泵超载的发生也起着至关重要的作用。在缺血期，由于无氧代谢使 $H^+$ 的生成增多，组织间液和细胞内 pH 值明显降低。血液再灌注使得组织间液 $H^+$ 的浓度迅速下降，而细胞内 $H^+$ 浓度依然很高，从而形成跨膜 $H^+$ 浓度梯度。细胞膜两侧 $H^+$ 浓度差可激活心肌 $Na^+ - H^+$ 交换蛋白，促进了细胞内 $H^+$ 的排出，而形成细胞外 $Na^+$ 内流。如果内流的 $Na^+$ 不能充分被钠泵排出，细胞内高 $Na^+$ 就可继发性激活 $Na^+ - Ca^{2+}$ 交换蛋白，促使 $Ca^{2+}$ 内流，使得钙超载的情况加重。现有研究表明，应用 $Na^+ - H^+$ 交换抑制剂可减轻心肌缺血 - 再灌注带来的损伤。

（3）蛋白激酶 C（PKC）活化对 $Na^+ - Ca^{2+}$ 交换蛋白间接激活：在生理情况下，心功能主要由 B 肾上腺素能受体调节，$A_1$ 肾上腺素能受体对心功能的调节作用很小。但当缺血 - 再灌注损伤发生时，内源性儿茶酚胺释放增多，此时 $A_1$ 肾上腺素能受体的调节相对起重要的作用。$A_1$ 肾上腺素能受体可以激活 G 蛋白 - 磷脂酶 C（PLC）介导的细胞信号转导通路，促进磷脂酰肌醇分解，进而生成三磷酸肌醇（$IP_3$）和甘油二酯（DG）。$IP_3$ 促进细胞内 $Ca^{2+}$ 释放；DG 通过激活 PKC 促进 $Na^+ - H^+$ 交换，进而增加 $Na^+ - Ca^{2+}$ 交换，使胞浆内的 $Ca^{2+}$ 浓度升高。

β 肾上腺素能受体兴奋时通过增加 L 型钙通道的开放促进 $Ca^{2+}$ 的内流。如果在缺血前或再灌注前应用钙通道拮抗药阻断 $Ca^{2+}$ 的内流，则细胞的坏死程度减轻，提示钙通道有可能是细胞外钙进入胞浆造成钙超载的途径之一，但研究发现，如果再灌注后再应用钙通道拮抗药，往往不能有效地防止细胞内 $Ca^{2+}$ 浓度的升高。

**2. 细胞膜通透性增高：** ①由于细胞膜外板与糖被膜表面由 $Ca^{2+}$ 相连，缺血或无钙液灌流会使两者分离；②缺血－再灌注时，$H^+ - Na^+$ 交换增强，细胞内的钙增加，磷脂酶被激活，使膜磷脂降解；③细胞内游离钙的浓度增加，引起微管和微丝的收缩，使得心肌细胞之间的紧密连接（闰盘）破坏；④发生再灌注时，细胞膜脂质因过氧化增强而导致结构破坏。上述机制，均可导致细胞膜的通透性增高。再灌注时，$Ca^{2+}$ 顺着化学梯度大量内流，导致细胞内钙超载。

**3. 线粒体功能障碍：** 发生缺血－再灌注时，细胞会产生大量氧自由基，可使线粒体膜的流动性降低，氧化磷酸化障碍，ATP 生成减少，使质膜与肌浆网膜的钙泵功能失效，不能排出和摄取细胞浆中过多的钙，从而致胞浆内游离钙增加。

## （三）钙超载引起缺血－再灌注损伤的机制

**1. 线粒体功能障碍：** 由于再灌注时细胞内 $Ca^{2+}$ 增加，线粒体摄取 $Ca^{2+}$ 过程中消耗的 ATP 也大量增加，而同时进入线粒体的 $Ca^{2+}$ 与磷酸根形成磷酸钙沉积，线粒体的氧化磷酸化受到干扰，使 ATP 的生成减少。

**2. 激活钙依赖性降解酶（Degradative Enzyme）：** 由于细胞内游离钙的增加，使得 $Ca^{2+}$ 与钙调蛋白（Cam）的结合增多，进而使多种钙依赖性降解酶被激活。如磷脂酶（Phospholipase）可导致细胞膜及细胞器膜受损，其中产生的膜磷脂降解产物，例如溶血卵磷脂和花生四烯酸等可使细胞功能紊乱加重；蛋白酶（Protease）、核酸内切酶（Endonuclease）的活化，可导致细胞骨架和核酸的分解。

**3. 促进氧自由基生成：** 钙超负荷可提高钙敏感蛋白水解酶的活性，促使黄嘌呤脱氢酶转变为黄嘌呤氧化酶，导致自由基的生成增加。另外，钙依赖性磷脂酶 $A_2$ 的激活，可以使花生四烯酸的生成增加，通过环加氧酶和脂加氧酶的相互作用产生大量 $H_2O_2$ 和 $OH^-$。

**4. 引起心律失常：** 缺血 – 再灌注时，通过 $Na^+ - Ca^{2+}$ 交换可形成一过性的内向离子流，并在心肌动作电位后形成短暂的除极；持续 $Ca^{2+}$ 内流，则可形成动作电位的"第二平台期"，从而引发早期后除极或延迟后除极等机制，引发心律失常。

**5. 肌原纤维挛缩和细胞骨架破坏：** 收缩带的出现是缺血 – 再灌注损伤引起心肌超微结构严重损害的一个标志，它提示肌原纤维的过度收缩。其发生机制是：①缺血 – 再灌注使得缺血细胞重新获得能量供应，在胞浆中存在高浓度 $Ca^{2+}$ 的条件下，肌原纤维发生过度收缩。这种肌纤维过度甚至是不可逆性的缩短可使细胞骨架结构受到损伤，导致心肌纤维的断裂。近年来有学者研究发现，往单个心肌细胞内注射 $Ca^{2+}$ 能通过 $Ca^{2+}$ 或其他第二信使造成附近细胞肌纤维的过度收缩。结扎猪冠状动脉前降支 45min 后恢复血流，经冠脉给予直接抑制肌原纤维收缩的药物 BDM，与对照组相比，可使缺血 – 再灌注后心肌梗死面积减少 50%，表明缺血 – 再灌注所引起的过度收缩和钙超载可能通过细胞之间的相互作用造成心肌损伤甚至坏死面积的扩大。②缺血－再灌注使缺血期堆积的 $H^+$ 迅速移出细胞外，减轻或消除了 $H^+$ 对心肌收缩的抑制作用。

### 三、白细胞的作用

1984 年 Mullane 及其同事研究发现，冠状动脉堵塞 60min 时心肌组织就有白细胞的出现，5h 后在缺血区发现有大量白细胞聚集。根据 Engler 及其同事的研究，再灌注时白细胞数量非但不减少反而会增加。用狗做实验时，再灌注仅 5min，心内膜的中性粒细胞数量就增加了 25%，对于缺血轻的组织，白细胞的聚集也少一些。

#### （一）缺血－再灌注损伤时白细胞增多的机制

**1. 趋化因子生成增多：**①再灌注损伤时，细胞膜磷脂发生降解，花生四烯酸的代谢产物量增多，其中白三烯、血小板活化因子（PAF）、$PGE_2$ 以及激肽和补体等具有很强的白细胞趋化作用；②白细胞本身具有趋化作用的炎症介质的释放，例如 $LTB_4$，这些趋化因子能够吸引大量的白细胞进入缺血组织。

**2. 细胞黏附分子生成增多：**黏附分子（Adhesion Molecule）是细胞合成的、可促进细胞与细胞外基质之间、细胞与细胞之间黏附的一大类分子的总称，如选择素、整合素、血管细胞黏附分子、细胞间黏附分子及血小板内皮细胞黏附分子等，黏附分子对于维持细胞结构完整和细胞信号传导起着重要作用。

在正常的情况下，保证微循环灌流的重要条件，是血管内皮细胞和血液中流动的中性粒细胞的互相排斥。缺血－再灌注会诱导血管内皮细胞和白细胞表达和分泌选择素、整合素等细胞黏附分子增多，从而引起局部白细胞增多。

（二）白细胞介导缺血－再灌注损伤的机制

**1. 机械阻塞作用**：由于白细胞的体积大，变形能力弱，故其与血管内皮细胞黏附以后，极易滚动、嵌顿和堵塞毛细血管，加速形成无复流现象，使得组织缺血缺氧的程度加重。

**2. 炎症反应失控**：白细胞中多形核白细胞、巨噬细胞以及单核细胞的激活，可以释放大量促炎的细胞因子，例如 IL－1、IL－8、TNF－A；氧自由基，如 $O^{2-}$、$OH^-$ 等；脂质炎症介质，如白三烯（LTs）、血栓素 $A_2$（$TXA_2$）、血小板活化因子（PAF）等；溶酶体酶，如蛋白酶、胶原酶、弹性蛋白酶等，导致血管通透性增加和组织损伤。

四、无复流现象

无复流现象是指缺血原因的解除并没有使缺血区得到充分血流灌注的反常现象。这种现象首先在犬的实验当中发现，可见于心、脑、肾、骨骼肌等器官与组织的缺血－再灌注。这种再灌注损伤，实际上是缺血损伤的延续和叠加。

五、能量代谢

（一）高能磷酸化合物的供给是机体生命活动所需能量的来源。

然而短时间内发生严重缺血，再灌注后需要很长时间细胞合成 ATP 的能力才能恢复。实验研究发现，犬的心肌严重缺血 15min 时 ATP 的生成量会减少 60%，总腺苷酸含量也会减少 50%，ADP 的量也会轻度减少；而 AMP 的含量明显升高，其升高程度要小于 ATP 减少的幅度。再灌注发生 20min 后，ATP 含量明显回升，但也只接近正常的一半，再灌注 24h 仍然维持在低水平，只有在再灌注发生 4d 后 ATP 总腺苷酸池才近于恢复到正常，但仍低于非缺血区。缺血－再灌注时机体能量代谢障碍主要是由于氧化磷酸化脱耦联和高能磷酸化合物缺乏引起的。

（二）氧化磷酸化脱耦联

生物体 ATP 的 90% 来自于线粒体的氧化磷酸化。再灌注时，线粒体会出现应激反应，其表现为呼吸控制率、耗氧量、质子 ATP 酶水解活性均先升高后下降。自由基的产生增多，更加剧了氧化磷酸化的功能障碍。

（三）高能磷酸化合物缺乏

再灌注时高能磷酸化合物含量减少的机制如下：①由于线粒体膜富含磷脂，易被自由基损伤而发生膜脂质的过氧化，线粒体功能发生障碍，对氧的利用能力出现下降；②ATP 合成的前身物质，例如腺苷、肌苷以及次黄嘌呤等，由于在再灌注时被冲洗出去，使心肌失去了高能磷酸化合物再合成的物质基础。

一般认为，缺血－再灌注损伤的始发环节是能量代谢障碍，缺血－再灌注损伤的主要机制是自由基生成增多和细胞内钙超载，两者可互为因果，并参与到多器官功能衰竭的发生。

# 第四节 CIRI 的特点

脑缺血发生时，由于生物电的改变会出现病理性慢波，如果缺血一定时间后再灌注，病理性慢波将持续并加重。

## 一、脑能量代谢变化

脑缺血时，能量代谢会发生如下变化：

（1）能量代谢障碍，短时间的脑缺血即可导致脑细胞中 CP、ATP 的含量减少，再灌注后 15min，环磷酸鸟苷（3′–5′–cyclic Guanosine Monophosphate，cGMP）含量降低，而环磷酸腺苷（cyclic Adenosine Monophosphate，cAMP）则进一步增加；cAMP 可以激活磷脂酶，使脑组织中富含的磷脂不断降解，因此，缺血后游离脂肪酸的含量明显增多，再灌注后则更为显著。

（2）细胞内钙超载。

（3）细胞内酸中毒。

（4）由于脑组织的 $Fe^{2+}$ 含量较高，故缺血再灌注导致 $Fe^{2+}$ 从铁池中大量释放，直接引起铁依赖性脂质发生过氧化反应，使脂质过氧化物含量增多。

## 二、脑氨基酸代谢变化

实验研究发现，对家兔脑进行缺血再灌注损伤造模时，脑组织内递质性氨基酸的代谢会发生明显的变化：抑制性氨基酸如 Y–氨基丁酸、牛磺酸、丙氨酸和甘氨酸含量在缺血再灌注早期明显升高；而随着缺血再灌注时间的延长，兴奋性氨基酸即天门冬氨酸和谷氨酸的含量却逐渐降低，此时脑组织超微结构改变也更加严重。

### 三、脑功能的变化

缺血－再灌注将导致脑功能的严重受损。实验研究证明，猕猴大脑缺血 1min 后的脑电图呈低幅波，随后迅速由此转变为等电位。若缺血后 15min 再灌注，脑电活动则往往表现为持续低幅慢波，并不能恢复到原先的水平。而由于神经中枢受损，可导致呼吸停止后心脏相继停搏的严重后果。

### 四、组织学变化

缺血时脑水肿和脑细胞坏死是组织学最明显的变化。由于膜磷脂降解，增高了细胞膜通透性，从而造成脑水肿；CIR 时，有大量的自由基生成，游离脂肪酸含量也增多，细胞膜脂质过氧化，细胞膜结构遭到破坏，使脑水肿的情况持续加重。

# 第二章　建立 CIR 小鼠模型的意义

## 第一节　动物模型于人类的意义

毫不夸张地说，生命科学的研究与进步，特别是医学和动物医学，在许多方面都离不开实验动物的帮助。从生理学、药理学、毒理学乃至航天医学，实验动物的贡献无处不在。例如，为了表彰犬对人类医学实验研究所作出的贡献与牺牲，在圣彼得堡实验医学研究所的大院里，至今还立有"无名犬纪念碑"。

不敢想象，离开了实验动物，生物学研究的现状将会是怎样！所幸，实验动物学在各国政府和科技工作者高度重视以及不懈努力下，攻克了一个又一个难关，取得了丰硕的成果，培育出一系列十分具有实用价值的标准实验动物和模型动物，并建立了规范的动物实验技术以及完善的实验动物管理办法，为将这些实验动物学的研究成果应用到生物医学的研究中提供了前提与保障。对于生物医学研究来说，其进展常常依赖于动物模型研究作为临床研究的试验基础。尽管人类各种疾病的发生发展过程十分复杂，也不能且不应该在病人身上深入探讨其疾病的发病机理及疗效机理。只能通过对动物各种疾病和生命现象的研究，进而推用到人类，以此来达到探索人类生命的奥秘，控制人类的疾病和衰老，延长人类的寿命，是理想的替代方法。

人类疾病的动物模型（Animal Model Of Human Diseases）是指在生物医学科学研究中所建立的，对人类疾病具有模拟性表现的动物实验对象和材料。作为现代生物医学研究中的一个极为重要的实验方法和手段，使用动物模型有助于更方便、更有效地认识人类疾病的发生、发展规律，并由此进一步研究人类疾病的防治措施。

长久以来人们发现，临床所积累的经验不仅受到时间和空间的局限，许多实验还受到道义上和方法学上的种种限制，所以以人本身作为实验对象来推动医学的发展是极其困难的。而动物模型的吸引力就在于它克服了这些不足，越来越多的科技工作者开始重视其在生物医学研究中所起到的独特作用。动物模型的优越性突出表现在以下几个方面。

一、避免了在人身上进行实验所带来的风险

临床上对外伤、中毒、肿瘤的病因等进行研究是存在一定困难的，甚至是不可能的，例如对急性和慢性呼吸系统疾病很难进行重复环境污染的作用研究，辐射对机体的损伤也不可能在人身上进行反复实验。而作为人类的替难者，动物可以在人为设计的实验条件下进行反复观察和研究。因此，动物模型的应用，除了可以克服在人类研究中经常会遇到的伦理和社会限制外，还容许采用某些无法应用于人类的方法学途径，甚至为了研究的需要，可以损伤动物的组织、器官或处死动物。

## 二、临床上平时不易见到的疾病可用动物随时复制出来

放射病、毒气中毒、烈性传染病等病人在临床上平时很难收集到，而在实验室中，则可以根据研究目的要求的不同，随时在动物身上采用实验性诱发的方法复制出来。

## 三、可以克服人类某些疾病潜伏期长、病程长和发病率低的缺点

临床上某些疾病由于潜伏期很长，对其研究十分困难，例如慢性支气管炎、肺心病、高血压、肿瘤等疾病，这些疾病发生发展十分缓慢，有的需要几年、十几年、甚至几十年的时间。对于遗传性疾病而言，有些致病因素需要隔代或者几代才能显示出来，人类的寿命相对来说是很长的，一个科学家很难有幸对同一种疾病进行三代以上的观察，而许多动物由于生命的周期很短，使在实验室观察几十代的疾病发展变得十分容易，甚至可以观察几百代的微生物。

一般在临床上发病率很低的遗传性、免疫性、代谢性和内分泌等疾病，例如急性白血病，研究人员可以有意识地提高其在动物种群中的发病率，进而推进对该病的研究。同样的途径已成功地应用于其他疾病的研究，如血友病、周期性中性白细胞减少症和一些自身免疫介导性疾病等。

## 四、可以严格控制实验条件，增强实验材料的可比性

一般说来，临床上很多疾病的病情是十分复杂的，

对同一种疾病，可能有多种因素在起作用。一个患有心脏病的病人，可能同时又患有肺脏或肾等其他系统和器官的疾病，即使疾病完全相同的病人，由于性别、年龄、体质、遗传等因素各不相同，对疾病的发生发展会产生不同的影响。采用实验动物来复制疾病模型，可以对动物的品种、品系、年龄、性别、体重、活动性、健康状态、甚至遗传和微生物等方面严加控制，选用各种等级的标准实验动物，用单一的病因作用复制成各种疾病的动物模型。对于实验条件，如温度、湿度、噪音、光照、饲料等也可以严格控制。

无论在营养学、肿瘤学还是环境卫生学等方面，同一时期内很难在人的身上取得一定数量的定性疾病资料。而动物模型不仅在群体的数量上容易得到满足，而且可以通过移植一定数量的肿瘤或者投服一定剂量的药物等方式，对可变性进行限定，从而取得条件一致的模型材料。

## 五、可以简化实验操作和样品收集

作为人类疾病的"缩影"，动物模型便于研究者按不同的实验目的需要随时采取各种样品，甚至及时处死动物以收集样本，这在临床是十分难办到的。而实验动物向小型化的发展趋势对实验者的日常管理和实验操作更为有利。

## 六、有助于更全面地认识疾病的本质

临床研究不可避免的带有一定的局限性。已知很多病原体除人以外也能引起多种动物的感染，其表现可能各有特点。通过对人畜共患病进行比较研究，可以充分认识同一病原体（或病因）对不同机体所带来的不同损害。因此从某种意义上说，这种方法可以使研究工作升华到立体的水平来对某种疾病的本质进行揭示，从而更有利于解释疾病在人体上所发生的一切病理变化。

七、动物疾病模型在于能够就环境或遗传因素对疾病发生发展的影响进行细致的观察，对于全面地认识疾病本质有重要意义，这在临床上是无法办到的。

CIR 小鼠模型也不例外，同样具有以上的几个优点。因此，利用动物疾病模型来对人类疾病进行研究，可以克服平时一些不易见到，而且不便于在病人身上观察的病理改变，同时还可克服人类疾病潜伏期长，发生发展缓慢，发病原因多样，经常伴有各种其他疾病等因素的干扰，可以在短时间内用单一的病因复制出典型的动物疾病模型，对于研究人类各种疾病的发生、发展规律以及疾病防治的机理等是极为重要的手段和工具。

## 第二节　动物模型应遵循的基本原则

动物模型制作应遵循一定的基本原则，如相似性原则、重现性原则、可控性原则、易行性和经济性原则。CIR 模型制作也不例外，要严格遵守。

一、相似性原则

对人类疾病进行实验动物模型的复制，其目的就在于通过研究动物模型，从中找出可以外推到人类疾病的相关规律。因为动物与人之间区别的存在，外推法（Extrapolation）存在一定的风险，例如在动物身上证明无效的药物不等于临床无效，反之亦然。因此，所复制的模型应尽可能近似于人类疾病的情况，这是设计动物模型的一个重要原则。

在对人类疾病的研究过程中，最好能够找到与人类疾病相同的动物自发性疾病模型，例如小型猪自发性冠状动脉粥样硬化是研究人类冠心病的理想模型，大鼠自发性高血压就是研究人类原发性高血压的理想模型，犬的自发性类风湿性关节炎同人类幼年型类风湿性关节炎十分相似，也是一种理想模型。当然，在自然条件下，与人类完全相同的动物自发性疾病模型毕竟很少，往往需要利用其他技术对疾病加以复制。为了能够尽量做到动物疾病模型与人类疾病相似，首先要注意的是模型动物的选择。其次，要在实践中不断改进动物疾病模型的制模方法。例如结扎兔阑尾血管，虽然可能使阑尾坏死穿孔并导致腹膜炎，但这并不等同于人类急性梗阻性阑尾炎合并穿孔和腹膜炎。如果改变结扎方法而保留原来的血液供应，因此而引起的阑尾穿孔及腹膜炎的情况就与人相似，所以这种做法是一种比较理想的方法。最后，建立有效的评价标准，对复制的动物疾病模型与人类疾病之间的相关性进行有效的评价。

## 二、重现性原则

理想的动物模型评价指标之一是可重复性和标准化，不标准或者不能重复的动物模型是无法进行应用研究的。为了达到这一目的，就应该在模型的制备中标准化制作和研究目的相适应的实验动物模型，并在模型的制备方法以及其他的实验条件方面保持一致。例如犬的冠状动脉循环与人相似，而且在实验动物中它也十分适宜做暴露心脏的剖胸手术，所以可以用来制作比较理想的心肌梗死模型。但值得注意的是，犬在结扎冠状动脉后引起的病理变化不稳定、差异很大。相反，对大鼠、小鼠、地鼠以及脉鼠进行结扎冠脉的病变就比较稳定一致，具有可预测性，因而可以重复和标准化。

为了保证动物模型复制时的重复性，必须选用适宜的标准，并且在实验动物选择和操作技术熟练程度等方面保持一致。

### 三、可控性原则

复制的动物疾病模型应该力求对人类疾病有可靠地反映，即可特异地、可靠地反映人类的某种疾病或某种机能、代谢或结构变化，具备该种疾病的主要症状及体征，所有的这些指标应该可以通过化学检验、X 光片、心电图或病理切片等检验手段加以确定。失去客观指标的测定是无法得到可控性较好的动物疾病模型的，因而也就无法对动物疾病模型质量进行评价。对人类疾病动物模型不同阶段所表现出来的外部症状和内在变化应当易于控制，有些动物对某些致病因子极为敏感，且造模方法不易控制，极易死亡，这样的动物是不适宜复制该类动物疾病模型的。

### 四、易行性和经济性原则

在复制动物疾病模型时，所使用到的材料、方法等应尽量做到容易获得和合乎经济的原则。

# 第三节 选择小鼠建立 CIR 模型的原因

不同种类的动物以及不同品系动物生理特性不同，致病因素的损伤、修复机制和血流动力学也不相同，所以应根据不同的实验目的，来选择合适的动物种类及品系。小鼠具有以下优点：

1. 品种多，价格便宜，来源充足；

2. 近亲交配，所以品种一致性较好，脑血管解剖和生理机能相似；

3. 血管性损伤的部位恒定，有较好的实验重复性；

4. 脑血管解剖和生理与人类相接近，便于对常规指标进行监测，易于实施低温固定技术和组织生化分析；

5. 有一系列关于小鼠生理、药理以及生化方面的实验资料可供比较分析；

6. 是制作裸鼠、基因敲除鼠进行遗传学实验的最常用鼠种。因此，到目前为止，小鼠仍然作为脑缺血研究的常用实验动物；

7. 符合伦理学的小型化要求，在生态学和伦理学方面容易被公众所接受。此外，由于小鼠具有极强的生命力和抗感染能力，常规操作下一般不会引起伤口的继发性感染，而且动物存活时间相对较长，这些特性也给研究带来了很大的方便。

# 第三章　小鼠的解剖学特点

　　小鼠（Muscmlms，MMSE）属于脊椎动物门、哺乳纲、啮齿目、鼠科、小鼠属。小鼠的祖先逐渐由普通家鼠（小家鼠）演变而来。小家鼠的原始栖息地位于亚洲，并随着人类接触来往的增多而输入欧洲。人们玩赏白化小鼠的历史可以追溯到很久以前，而小鼠作为实验动物被人类使用则始于 18 世纪，到 19 世纪以后，实验小鼠的使用逐渐增多，并在 20 世纪应用更加深入而广泛。经过长期的人工饲养选择培育，目前已育成独立的远交群和近交系 500 多个，分布涉及世界各地，成为当今世界上研究最为详尽的哺乳类实验动物，也是在生物医学研究中上使用最广泛的实验动物。

　　概述小鼠的解剖学和组织学特点如下：

　　**1. 一般外观**：小鼠体形小，1～1.5 月龄的小鼠体重为 18～22g，即可供实验使用，90 日龄的昆明小鼠体长 90～110mm，体重 35～55g。一般雄鼠的体型大于雌鼠，被毛颜色有野生色、黑色、褐色、白色、白斑等，受基因控制，识别小鼠品系的简易标志即是毛色基因。健康小鼠的头呈锥体形，嘴尖，嘴脸前部两侧各有 19 根触须，耳耷立呈半圆形，被毛光滑而紧贴体表，四肢匀称，眼睛明亮而有神。小鼠的尾长约与体长相等，成年小鼠的尾长约 150mm，尾部有约 200 片的横列环状角质的鳞状表皮覆盖。小鼠的背腹面各有 1 条静脉，两侧各有 1 条动脉，尾有 4 条明显的血管。小鼠尾还有平衡、散热和自卫等功能。与前肢相比，后肢长而粗，小鼠前后肢各有 5 趾，各个趾尖下都有 1 块趾垫，它们仅用趾（指）行走，因此在行走时不会发出声响。此外，最具代表性的是其前爪第 1 趾有一扁平的指甲。

**2. 骨路系统**：小鼠的上下颌各长有 2 个门齿和 6 个臼齿，门齿的形状如凿，无齿根，无乳齿与犬齿，但有臼齿。门齿终身不断地生长，需依靠啃咬物品来磨损门齿从而维持门齿长短的恒定。磨牙是啮齿类动物的特性，因此，在饲养中应当给予香脆且有一定硬度的颗粒状食物。小鼠的头骨由主骨的额节、顶节、枕节以及附属部的 3 个感觉囊、颌骨、舌骨组成。3 个感觉囊分别为听觉囊、视觉囊和嗅觉囊。舌骨游离于舌的基部。小鼠下颌骨的踝状突发达而髁状突较小，其形态具有品系特征。50 日龄后的小鼠下颌骨的形态和大小基本不再发生变化，可采用下颌骨形态分析技术对近交系小鼠的遗传质量进行监测，也可用于杂交一代和远交系遗传特性的检查。小鼠的脊椎由 55～61 个脊椎骨组成，包括有颈椎 7 个、胸椎 12～14 个、腰椎 5～6 个、骶椎 4 个、尾椎 27～30 个。小鼠有胸骨 6 块，肋骨 12～14 对，其中 7 对与胸骨接连，其他 5～7 对肋骨呈游离状态。小鼠的前肢由肩胛骨、锁骨、肋骨（上腕骨）、挠骨、尺骨、腕骨（13 个）和指骨（14 个）组成。后肢由大腿骨、腔骨、腓骨、跗骨（共 12 枚）和趾骨（14 枚）组成。腰带包括髋骨、坐骨、耻骨和髂骨。小鼠长骨骨髓为红髓. 具有终身造血功能。

**3. 主要脏器**：小鼠有唾液腺 3 对，分别为腮腺、颌下腺和舌下腺。食管细长，位于气管背面，长约 2cm，缺少其他动物常见的泪液分泌腺体，有较厚的鳞状角化上皮覆盖（前胃临近食管处也有角化），因此适合做灌胃给药实验。小鼠的胸腔内有气管、肺，心脏以及胸腺。气管由 15 个白色环状软骨组成。小鼠的气管和支气管腺不发达，所以小鼠适于作慢性支气管炎的疾病模型。小鼠心脏由左、右心房和左、右心室 4 个腔组成，心尖位于第 3、4 肋间，是心脏采血的进针部位。肺脏由 5 个肺叶组成，右肺 4 叶（上、中、下叶以及心后叶），左肺为一个整叶。腹腔内有肝脏、胆囊、胃、肠、脾、肾、膀胱等重要器官。小鼠属于杂食性动物，胃为单室胃，分为前胃（贲门部）以及腺胃（幽门部），前胃是食管的延伸膨大部分。小鼠的胃容量小（1.0～1.5ml），功能较差，不耐饥饿。小鼠的肠道较短，平均长 47（43～51）cm，接近体长 4 倍，盲肠不发达，有坝状突。

肝脏是小鼠腹腔内最大的脏器，由左、右、中、尾 4 叶组成，具有分泌胆汁、调节血糖、储存肝糖和血液、形成尿素以及中和有毒物质等功能，有胆囊、胰腺分散在十二指肠、胃底及脾门处，颜色淡红，形状不规则，与脂肪组织相似，将其展开则可清晰观察到其结构。胰腺分泌的胰液中主要含有消化酶、胰岛素以及胰高血糖素。肾脏位于背壁的两侧，呈赤褐色蚕豆状，右肾稍高。膀胱位于腹腔的后端，雄性经生殖孔通于体外，雌性通到尿道口。

**4. 淋巴系统**：小鼠有发达的淋巴系统，包括淋巴管、淋巴结、胸腺、脾脏、外周淋巴结和肠道派伊尔淋巴集结。小鼠胸腺呈乳白色，分为左、右 2 叶，位于腹侧纵隔头端胸骨下的胸腔入口处，体积在性成熟时达到最大。脾脏长而大，呈镰刀状，位于胃底部的左侧，可储存血液并含有造血细胞，包括巨核细胞和原始造血细胞等，这些造血细胞组成造血灶，具有造血功能，且雄鼠脾脏明显大于雌鼠。但小鼠没有颚或咽扁桃体，外来刺激可使淋巴系统增生，易患淋巴系统疾病。

**5. 生殖系统：** 雄鼠的生殖系统主要由睾丸、附睾、储精索、副性腺（凝固腺、前列腺、尿道球腺、包皮腺）、输精管以及阴茎等组成。雄性为双睾丸，幼年时藏存于腹腔之内，性成熟后则下降到阴囊中，其表面为纤维结缔组织，内部由许多储精囊和间质组织所组成。小鼠睾丸的形状呈椭圆形，淡粉红色，重量约为 70 ～ 90mg。如果小鼠性成熟后睾丸仍在腹腔内则称为隐睾，由于腹腔的体温较高，会杀死产生的精子，因此，隐睾的小鼠无生育能力。精子在通过附睾的期间成熟，并随副性腺分泌物一同在交配时射入雌鼠的阴道内。小鼠前列腺分背、腹两叶，凝固腺则附着于前列腺的内侧，是呈半透明的半月形器官。副性腺分泌物具有营养精子、形成阴道栓等功能。

雌鼠的生殖系统主要由卵巢、输卵管、子宫、阴道、阴蒂腺、乳腺等组成。卵巢位于腹腔的背侧，腰椎左右两侧各一个，呈圆形，似黍粒大小，表面凹凸不平。卵巢的功能是产生卵细胞和分泌雌性激素。由于卵巢被系膜包绕，不与腹腔相通，故不会发生宫外孕。输卵管由不规则的弯曲管组成，其前端呈漏斗状，喇叭口朝向卵巢，后端与子宫相连。小鼠子宫为双角子宫型，呈"Y"

型，分为子宫角、子宫体和子宫颈。阴道在出生时关闭，从断奶后至到性成熟才会慢慢张开。小鼠的乳腺发达，共有 5 对，3 对位于胸部，可延伸至颈部以及背部；2 对位于腹部，可延续到鼠蹊部、会阴部和腹部的两侧，并与胸部乳腺相连。因此常在小鼠远离乳头的部位发现乳房肿瘤。

**6. 性别鉴定：**小鼠的性别区分主要标志是生殖器（阴茎或阴门）与肛门之间有无被毛，成年鼠性别很好区分，雄鼠的阴茎明显，而雌鼠可见阴道开口和 5 对并列乳头。雌鼠肛门和生殖器之间有一无毛小沟，而雄鼠则在肛门和生殖器之间长有毛。幼鼠或仔鼠主要依靠外生殖器与肛门的距离判断，近的为雌鼠，远的为雄鼠。初生 7 日的仔鼠，膜部尚未完全长毛时雄鼠乳头不明显，雌鼠乳头非常明显，极易区别。

# 第四章　CIR 小鼠模型的建立
# 流程及技术关键

## 第一节　实验前期准备

### 一、实验动物的选择

选取健康雄性 25~28g 昆明小鼠。

性别选择：全部选用雄性小鼠，会消除性别不同带来的差异。甄毅岚等、卞杰勇等研究认为，在线栓模型中雌性小鼠的脑梗死体积和神经功能评分较小，雌激素具有神经保护功能，控制神经细胞的凋亡，缩小脑梗死范围。不同的是，甄毅岚等认为雌性昆明小鼠的成模率低且死亡率相对较高，手术耐受能力远远低于雄性小鼠，而卞杰勇等认为雌激素可减少脑缺血后动物致死率。

品系选择：不同品系小鼠的颅底 Willis 环解剖有差异，所以品系不同对脑缺血造模的耐受力不同。但目前认识并不一致。王芙蓉等认为昆明小鼠虽不如 BALB/C 小鼠对脑缺血敏感，但线栓模型中梗死体积稳定，对脑缺血的耐受力好，动物不易死亡。而孙艳等认为 C57B/

6J、BABL/C 等近交系动物由于高度近交而个体间的变异较小，因此比昆明小鼠等封闭群动物对脑缺血的稳定性更好。

## 二、实验动物的适应饲养

实验动物均适应饲养 1 周。因不经过适应期或期限过短，会在手术中大批量死亡，相当于陌生手术操作者水平，可能与适应时间不够而导致机体应激过度有关。对于雄性小鼠，在购买后应采用分笼饲养，在条件允许的情况下每笼 4～5 只，防止其相互撕咬造成伤害。

在适应饲养过程中，不限制饮食量。饲养一周左右小鼠体重大概可以达到 30～38g 左右，相对健壮的体格对手术造成的伤害恢复力较强。甄毅岚等也认为同一性别不同体重的小鼠对手术的耐受力不同，但认为 25g 左右的小鼠手术耐受力比较高。其研究认为低于 20g 的小鼠颈部血管易分离，操作简单，但体质差，成活率不高。高于 30g 的小鼠，体重较大，颈部脂肪较多，对于实验操作中分离血管的难度加大，容易造成血管破裂，影响造模的成功率。

## 三、实验环境与实验用品的准备

本实验为无菌手术，最好在具有 SPF 环境（最低亦是清洁环境）的实验动物中心进行。并按实验动物使用的 3R 原则给予人道的关怀。

实验用品见表 4－1，4－2，4－3（以 2 位手术操作者同时进行，实验动物 50 只为例，下同）。

表 4 - 1　必备仪器

| 仪器名称 | 数量 | 本实验使用品牌 | 备注 |
|---|---|---|---|
| 带有频率和波形选择键的电针仪 | 2 台 | KWD - 808I 型，常州英迪电子医疗器械有限公司 | |
| TDP 仪或其他加热设备 | 2 台 | | |
| 200g 电子称 | 1 台 | YP10001 型，上海越平科学仪器有限公司 | 精确到 0.01g |
| 塑料圆盒或烧杯（称量动物体重用） | 2 个 | | 直径 10cm × 高 7cm 左右 |
| 小动物电动剃毛器 | 1 个 | FLP - 3680 型，锋利牌 | |
| 插棒式电定时器 | 1 个 | DSHZ - A 型，北京检测仪器有限公司 | |

表 4 - 2　必备器械

| 器械名称 | 数量 | 本实验使用品牌 | 备注 |
|---|---|---|---|
| 小动脉夹 | 10 个 | | 双臂带皮套或不带皮套但双臂光滑 |
| 100mm 眼科弯剪 | 3 个 | | |
| 100mm 直剪 | 3 个 | | |
| 140mm 拆线剪 | 3 个 | | |
| 100mm 眼科小镊子 | 4 个 | | |
| 125cm 弯头小号止血钳 | 2 个 | | |
| 单头医用棉签 | 300 支 | | |
| 医用干棉球 | 50 个 | | |
| 125mm 棉球镊子 | 2 个 | | |
| 160mm 牙镊 | 2 个 | | |
| 打火机 | 2 个 | | |
| 3 ~ 0 号手术不可吸收丝线 | 1 卷 | | 血管下穿线使用 |
| 4 ~ 0 号手术丝线 | 1 卷 | | 缝合小鼠颈前皮肤使用 |

续表

| 器械名称 | 数量 | 本实验使用品牌 | 备注 |
|---|---|---|---|
| 配套医用三角缝合针 | 20 个 | | △1/2，3×8 |
| 配套 125mm 基础型持针钳 | 2 个 | | |
| 体视显微镜 | 2 个 | | 视力较弱或花眼的手术操作者需要 |
| 0.1ml 注射器 | 10 支 | | |
| 0.5ml 注射器 | 10 支 | | |
| 2ml 注射器 | 10 支 | | |
| 多功能非接触红外体温计 | 1 个 | TS－6688 型，台胜牌，深圳市康瑞源科技有限公司 | |
| 医用橡皮膏 | 5 卷 | | |
| 毫针 | 30 支 | | Φ0.32×15mm（Φ0.2×13mm 或 Φ0.3×15mm） |
| 硬纸板 | 15 个 | | 15cm×10cm |
| 明胶海绵 | 10 块 | | |
| 黑色记号笔 | 2 支 | | |
| 可调光照明台灯 | 2 个 | | |
| 特定电磁波谱治疗器 | 1 个 | HM/YDP－L1 型，恒明医疗牌，四川恒明科技开发有限公司 | |

表 4－3 必备试剂

| 试剂名称 | 数量 |
|---|---|
| 碘伏 500ml 装 | 1 瓶 |
| 注射用青霉素钠 0.48g（80 万单位） | 3 支 |
| 灭菌注射用水 500ml 装 | 1 瓶 |
| 水合氯醛 | 3g |
| 生理盐水 500ml 装 | 5 瓶 |
| 75% 医用乙醇 500ml 装 | 5 瓶 |

## 第二节　麻醉过程及技术

### 一、麻醉药品的配置

3g 水合氯醛粉末溶解于 30ml 灭菌注射用水，配成 30ml 液体，即为 10% 水合氯醛溶液。

技术关键：水合氯醛粉末可以长期保存，但水合氯醛溶液保存周期不长，一般来说，存放 24～48h 之后，麻醉强度明显减弱，因此，现用现配，以当天配制为佳，这样容易掌握麻醉的起效时间、麻醉长度和麻醉深度。水合氯醛的称量必须使用精确到 0.01g 的电子天平，以保证准确。

### 二、量取注射剂量

水合氯醛溶液浓度是 10%，10g 体重的需求量是 0.035ml。如小鼠体重为 28g，每次注射 0.035ml × 2.8 = 0.098ml ≈ 0.10ml；如小鼠体重为 36g，每次注射 0.035ml × 3.6 = 0.126ml ≈ 0.13ml。为了使用方便，笔者整理了"小鼠常用 10% 水合氯醛溶液用量速查表"（表 4 - 4）供读者参考。

技术关键：注射器的大小需要根据体重选用，0.1ml 注射器的最小刻度是 0.01ml，0.5ml 注射器的最小刻度是 0.02ml，1ml 注射器的最小刻度是 0.1ml。因为麻醉对于死亡率的影响巨大，麻醉药量不够，实验动物在手术过程尚未结束便会出现扭动等苏醒动作，影响实验的进行，需要补充注射；麻醉药量过大，会使实验动物陷入深度抑制，导致一醉不醒，或者死亡，或者到 5～6h 还不能苏醒，影响下一步实验，或使得和其他动物不能同步进行。一般来说，选用时以注射剂量能精确到 0.01ml 或 0.02ml 为宜，0.1ml 和 0.5ml 注射器在麻醉时最常用。剂量 0.10ml 以下选用 0.1ml 注射器，剂量 0.10ml 以上 0.5ml 注射器。如 36g 体重需要注射 0.13ml，选用 1ml 注射器，只能精确到 0.1ml，不是不够量，就是过量。因此，需要选用 0.5ml 注射器。

表 4 - 4　小鼠常用 10% 水合氯醛溶液用量速查表

| 体重（g） | 计算过程 | 10% 水合氯醛溶液（ml） | 选用注射器规格 |
| --- | --- | --- | --- |
| 20 | 20/10×0.035 | 0.07 | |
| 21 | 21/10×0.035 | 0.0735≈0.07 | |
| 22 | 22/10×0.035 | 0.077≈0.08 | |
| 23 | 23/10×0.035 | 0.0805≈0.08 | |
| 24 | 24/10×0.035 | 0.084≈0.08 | 0.1ml 注射器 |
| 25 | 25/10×0.035 | 0.0875≈0.09 | |
| 26 | 26/10×0.035 | 0.091≈0.09 | |
| 27 | 27/10×0.035 | 0.0945≈0.09 | |
| 28 | 28/10×0.035 | 0.098≈0.1 | |
| 29 | 29/10×0.035 | 0.1015≈0.1 | |
| 30 | 30/10×0.035 | 0.105≈0.1 | |
| 31 | 31/10×0.035 | 0.1085≈0.11 | |
| 32 | 32/10×0.035 | 0.112≈0.11 | |
| 33 | 33/10×0.035 | 0.1155≈0.12 | |
| 34 | 34/10×0.035 | 0.119≈0.12 | 0.5ml 注射器 |
| 35 | 35/10×0.035 | 0.1225≈0.12 | |
| 36 | 36/10×0.035 | 0.126≈0.13 | |
| 37 | 37/10×0.035 | 0.1295≈0.13 | |
| 38 | 38/10×0.035 | 0.133≈0.13 | |
| 39 | 39/10×0.035 | 0.1365≈0.14 | |
| 40 | 40/10×0.035 | 0.14 | |

### 三、麻醉过程

麻醉起效时间约 3～5min，麻醉维持时间 1～2h 左右。如果手术时间长，动物出现扭动等苏醒动作，可以追加 1/3～1/4 量。

技术关键：麻醉过程中，起效时间与麻醉注射部位及注射角度密切相关。一般是腹腔注射，注射部位在左侧或右侧小腹，注射角度是稍斜刺入腹腔后，针头放平稍微挑起一点再进针，注射液体。如果是一直斜刺进针，容易伤及脏器。如果将麻醉药注射入脏器，则麻醉的起效时间会延长，甚至需要补充注射。另外，也发现部分小鼠对麻醉有个体差异，主要表现为在正确注射的情况下，理论足量的麻醉剂量并不能使部分小鼠正常进入麻醉状态，需要增加剂量，甚至增量后仍然麻醉失败。初步分析可能与小鼠个体差异有关。

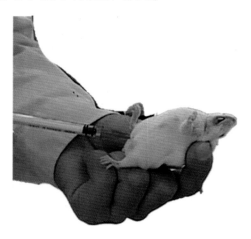

图 4 - 1　小鼠的麻醉

# 第三节　双侧颈总动脉夹闭法造模过程及技术关键

## 一、体位固定与备皮

将翻正反射消失的麻醉小鼠仰卧位固定于硬纸板上，用医用橡皮膏向左右两侧伸展固定四肢，丝线拉紧上牙向头顶部固定，使体形舒展，易于操作。用小动物剃毛器剃除颈前皮肤上的毛发，剃毛部位用碘伏消毒。

技术关键：手术前的体位固定需适度。固定两侧上肢的时候，展开即可，不要将上肢牵拉的过紧过远，这样会使颈部切口部位的组织暴露过多，令组织在手术过程中干燥，不利于伤口的缝合和手术后恢复。用直头或弯头剪刀一样可以剪除颈前皮肤上的毛发，但是速度较慢，经常是需要一个人专门做备皮，而且经常会剪破皮肤，容易感染。用小动物电动剃毛器很少损伤皮肤，而且速度极快，不再需要专人负责，明显提高了工作效率。但也要注意不要损伤皮肤，以免增加缝合难度。另外，剃毛时，需要始终逆着毛发方向进行，才能剃短，并且，剃得越短，皮肤消毒越彻底，术后缝合时缝合针越容易穿过，留的毛发越多越长，则越不容易缝合。

## 二、颈动脉分离

左手用镊子将小鼠颈部皮肤提起，右手持眼科小直剪剪开一个与小鼠头尾方向一致的小口，然后再用镊子配合，上下扩展切口约 1cm 长，开口的大小以手术视野

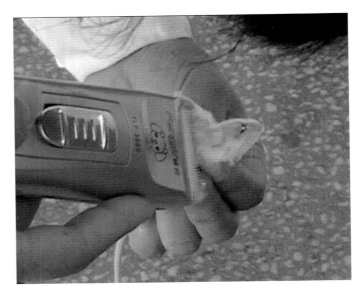

图 4 - 2　使用小动物剃毛器为小鼠备皮

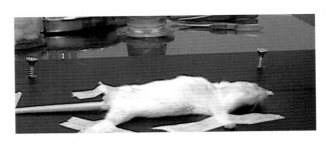

图 4 - 3　固定后的小鼠

清晰为准。接着用眼科小镊子钝性分离皮下组织及覆盖
气管的肌肉组织，暴露出气管。在气管左侧的 Y 形沟内
找到左侧颈总动脉，并将与颈总动脉伴行的神经钝性分
离开。将生理盐水湿润的手术丝线穿过颈总动脉下，两
侧分别预留 3cm，放置。

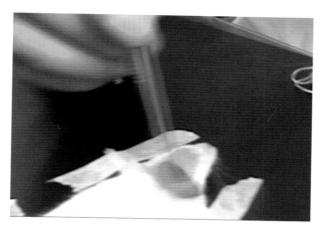

图 4－4　小鼠颈部皮肤消毒

技术关键：如果不能将颈总动脉和并行的迷走神经、减压神经、交感神经有效分隔，在夹闭动脉时，压迫神经，会反射性引起呼吸停止，并应尽量少的触碰刺激神经。分离颈总动脉有要点，分离皮下组织及覆盖气管的肌肉组织时一定要采用钝性分离，逐层的剥离，切忌强力硬性撕扯或用剪子剪断，这样容易引起组织出血，造成手术视野模糊乃至小鼠死亡。在分离颈总动脉与伴行神经时，镊子的锯齿面应朝向颈总动脉一侧，看清神经的位置再操作，尽量贴在气管水平位置剥离，不要把神经提起，以避免对神经造成刺激。单纯的颈动脉因为失去了神经的伴行和包膜的包裹，看起来颜色很红，没有光泽，可辅助确认是否剥离干净。有的体重大于 30g 的小鼠颈部脂肪较多，影响手术视野，可将其分拨至两侧皮下颈侧部。

最佳分离颈总动脉和并行神经的步骤：①左右手各

持一把眼科小镊子 A 镊与 B 镊，以右手为优势手分离小鼠右侧颈总动脉为例，左右手顺序可根据个人习惯而定；②颈总动脉和神经并行在气管同侧，使用 A 镊单侧镊腿沿气管顺势向下将其挑住，并保持在气管平行位置；③将 B 镊双侧镊腿置于动脉和神经下面，固定保持在气管平行位置，退出 A 镊；④将 A 镊单侧镊腿小心伸入动脉与神经之间，镊腿的锯齿面向上朝向动脉，光滑面朝着神经，沿血管走行方向滑动一次，分离出长约 3mm 的缝隙；⑤退出 B 镊，此时神经在下、动脉在上，A 镊的镊腿在两者之间；⑥使用 A 镊稍微抬起颈动脉高出气管水平，增大动脉与神经之间缝隙宽度；⑦使用 B 镊单腿伸入缝隙，光滑面朝向神经侧，在神经血管黏连处轻轻滑动，继续剥离，直至剥离长度达到 8mm 左右，退出 B 镊；⑧仔细观察颈动脉，确认是否剥离干净。单纯的颈动脉因为失去了神经的伴行和包膜的包裹，看起来颜色很红，但没有光泽，方可确认剥离干净，完成分离。

### 三、反复缺血再灌注流程

缺血再灌注流程为 2 次缺血，2 次灌注。

**1. 首次缺血**：用镊子将穿过颈总动脉下的手术丝线提起，用小动脉夹依次夹闭两侧动脉，阻断血流 20min。夹闭动脉后，快速用酒精棉球（或二甲苯）擦拭小鼠尾部，也可用台灯等设备对小鼠尾部加热，待尾部充血后，在距尾尖 1cm 处剪断放血约 0.3ml（首次需要用毛细管或采血管量取）后，用打火机烧灼热凝止血。

**2. 首次灌注**：松开小动脉夹，让血液通过颈总动脉，灌注 10min。

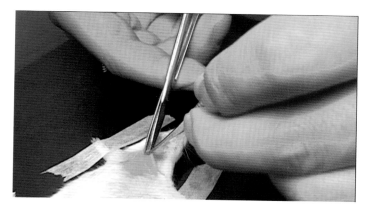

图 4 – 5　颈部皮肤切开

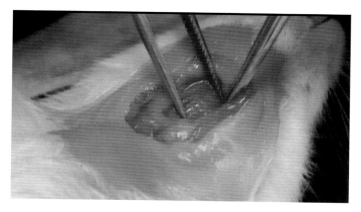

图 4 – 6　钝性分离肌肉组织直至暴露气管

**3. 再次缺血：** 再次夹闭颈总动脉，阻断血流 20min。

**4. 再次灌注：** 再次松开小动脉夹，让血液通过颈总动脉，灌注 30min。

技术关键：

①动脉夹使用前的处理很必要：动脉夹的夹闭面有生锈或异物，会在夹闭与松解过程中引起动脉破裂出

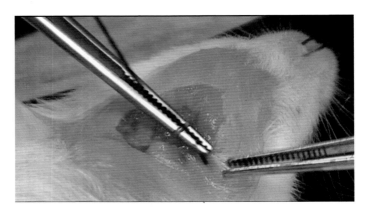

图4-7　钝性分离颈总动脉与伴行的神经

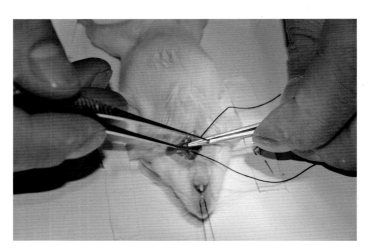

图4-8　将生理盐水湿润的手术丝线穿过颈总动脉下，
两侧分别预留3cm，放置

血，立即导致动物出血死亡。所以使用前一定要注意检查动脉夹的夹闭面必须光滑、润滑，不可有生锈或异物。锈迹可以摩擦清除。使用过的动脉夹要擦干后抹油保存。

②动脉夹的夹闭位置与摆放状态很关键：由于小鼠仰卧，颈部切口到纸板面有一定的高度，动脉夹夹闭血管后会因为自重斜落在颈部皮肤上，形成杠杆，高高挑起颈动脉，使其因牵拉或干燥而造成损伤。此时可以采用在小鼠颈部两侧加垫纱布的方法抬高动脉夹的尾部，使动脉夹平放，避免以上问题。但也不能垫的过高，过高可能会使动脉夹前端下沉压迫气管，导致小鼠窒息，故高度的掌握要根据动脉夹的大小和小鼠的体型进行合理摆放。

③夹闭与松开动脉夹操作：由于动脉夹咬合非常紧，力臂又很短，需要用力才能使其张开。夹闭时手要稳，要一次完成。松解时，也要用力一次性打开。反复的夹闭牵扯会对动脉壁造成伤害。

④松开动脉夹后要观察动脉血流状态：有时，会出现松开动脉夹但没有血流通过，可尝试压迫颈动脉近心端或其他方法让血流恢复。

⑤剪尾不易出血时，可以用手推挤。剪尾时也可能会出现尾动脉出血较多超量的情况，故应随时准备明胶海绵止血，并使用棉球压迫止血。热凝止血后，有时还会再出血，应确定止血情况良好。

四、手术缝合过程

手术完毕后，要及时将挑起的颈总动脉送回原来的位置，观察其血流状态，如动脉干燥，可滴入生理盐水润湿，再行缝合。根据切口长度，缝合时大概以 3 ~ 5 针为度，每两针之间切口不可留太大的空隙（如 20mm 长

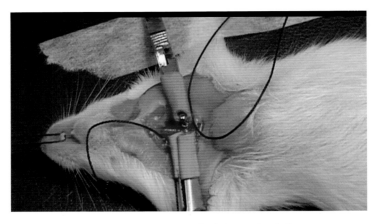

图 4 - 9  用小动脉夹依次夹闭两侧动脉

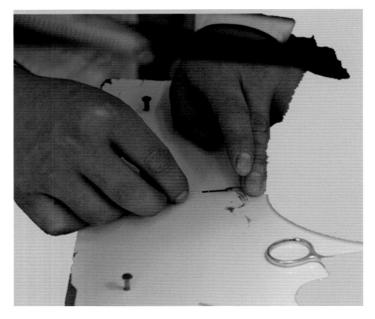

图 4 - 10  断尾取血约 0.3ml

伤口缝 5 针，每 4mm 一针）。缝合后使用碘伏消毒切口处皮肤。

技术关键：缝合时，穿针过皮是难点，需要左手持止血钳夹住切口皮肤，右手用持针钳夹住缝合针的后 1/3 处，迅速用力穿过皮肤，如果缓用力，会使皮肤牵扯损伤太大。缝合后还要检查每针之间的切口皮肤是否紧贴，如果留有空隙，要整理拉紧，有利于切口早日愈合。

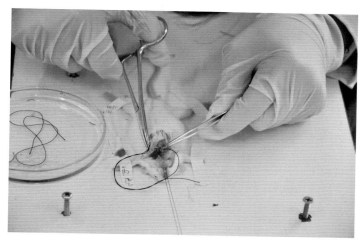

图 4-11  手术缝合过程

五、术后护理

再灌注完成后，缝合皮肤，在小鼠的大腿外侧部位肌肉注射青霉素钠 0.166 万 U/10g 体重/次/日，每日 1 次，连续 3 天，肌注部位碘伏消毒。

# 第四节　其他注意事项

## 一、时间记录

实验中 2 名实验员会同时操作 5～10 只小鼠的不同过程，非常容易忘记时间，必须进行计时提醒。普通电子计时器或手机计时器可以同时设几个闹钟时间，但常常不知道是哪只鼠的时间到了。所以，插棒式电定时器非常好用，可以同时计时 10 只动物，并且插棒上有标号，可以提示对应的动物。

技术关键：更加巧妙的方法，是在粘贴固定小鼠的橡皮膏上及时标注对应的插棒号码和到点时间，这样当闹钟响时，可以准确的查明是哪只动物和第几道程序。

## 二、保温过程

夹闭动脉缺血开始后，要注意保护小鼠体温不低于 37℃。

技术关键：①低于 37℃形成低温状态，会对脑组织形成低温保护，对 CIR 的损伤形成抵抗，模型的病理状态难以形成，也是很多实验失败的一个内在原因。因此，要及时保温，笔者惯常采用特定电磁波谱治疗器，也可用台灯等其他设备；②在保温过程中，一定要注意保温设备与动物的距离，监控温度变化。距离太近，温度过高，会使小鼠死亡；③使用多功能非接触红外体温计可以方便地监测小鼠鼻部体温。

### 三、切口保湿

手术过程中，切口处组织会因为暴露而迅速干燥黏连。因此，在过程中，应及时用干棉球撕成薄片状，生理盐水蘸湿，轻轻盖在切口处，保持切口处组织湿润。

技术关键：盖在切口上的棉球一定要薄，不然蘸湿生理盐水的棉球会很沉重，可能会对气管造成压迫，使呼吸不顺畅，甚至导致窒息。另外，在加热保温时，热量会让棉球上的生理盐水蒸发加快，要注意及时补充。

## 第五节　造模结局的影响因素探究

反复 CIR 模型在造模过程中，实验小鼠死亡率极高。课题组在长期研究过程中观察到，对 CIR 造模技术陌生的手术操作者，实验小鼠死亡率在 60% ~80% 左右，经过规范培训的熟练手术操作者，实验小鼠死亡率在 20% ~40% 左右。为了探讨造模过程中与造模结局相关的影响因素，课题组对 CIR 造模过程中小鼠体质量、操作者因素及造模结局之间的关系进行研究，以期降低造模过程中实验动物的死亡率。

### 一、材料与方法

**1. 动物与实验环境**：取健康 SPF 级雄性昆明小鼠 48 只，其中 1 只未手术，47 只进行 CIR 造模。适应饲养 7d 后，体质量 32.5 ~37.7g，平均（35.11 ±1.41）g。由北京市华阜康生物科技股份有限公司，动物合格证号 SCXK（京）2009 – 0007 提供。实验在北京华大蛋白质研发中心有限公司清洁级动物室进行，实验动物室许可证号 SYXK（京）2013－0034。

**2. 造模与记录方法**：取 47 只昆明小鼠，造模采用文献成熟方法，第 1 次缺血 20min 后，松开夹闭的血管再灌注 10min，再次缺血 20min。在适应饲养时对每只小鼠进行编号，记录每只小鼠的体重。在造模的过程中始终标明小鼠编号进行跟踪，直到该鼠出现造模结局（成活或死亡），2 位操作员的造模成活情况分别记录。为了方便描述，对结果进行定义。造模结局 A：是指在第 1 次缺血时死亡；造模结局 B：是指在第 2 次缺血时死亡；造模结局 C：是指在手术第 2d 天死亡；造模结局 D：指在最后存活；造模结局 E：是指造模结局 A、B、C 的总和。2 位操作员年资相仿，并经过同期规范培训，分别记为操作员 X 和操作员 W，操作员 X 造模 25 只，操作员 W 造模 22 只。

**3. 统计学方法**：应用 SPSS11.5 软件进行统计学分析，根据数据情况分别采用单因素方差分析、卡方检验、$T$ 检验和二分类 Logistic 回归分析方法。

二、研究结果

**1. 小鼠体质量对 4 种造模结局的影响**　见表 4－5。

表 4－5　小鼠体质量对 4 种造模结局的影响（$\bar{x} \pm s$）

|  | $n$ | 体质量（g） | $F$ 值 | $P$ 值 |
|---|---|---|---|---|
| 造模结局 A | 10 | 35.16 ± 1.73 |  |  |
| 造模结局 B | 9 | 35.09 ± 1.17 | 0.0063 | 0.9993 |
| 造模结局 C | 3 | 35.17 ± 0.21 |  |  |
| 造模结局 D | 25 | 35.10 ± 1.49 |  |  |

采用单因素方差分析方法分析，4 个造模结局组的体质量未见统计学差异（$F = 0.0063$，$P = 0.9993$）。

**2. 小鼠体质量对 2 种造模结局的影响**：造模结局 A、B、C 都是小鼠死亡，只是发生的阶段不同，为了消除这 3 种阶段对结果可能出现的影响，将造模结局 A、B、C 合并为一组，即造模结局 E 组。采用 $T$ 检验的方法，对结果进行了分析，结果见表 4 – 6。

表 4 – 6 小鼠体质量对 2 种造模结局的影响（$\bar{x} \pm s$）

| 组别 | $n$ | 体质量（g） | $T$ | $P$ |
|---|---|---|---|---|
| 造模结局 E | 22 | 35.13 ± 1.35 | | |
| 造模结局 D | 25 | 35.10 ± 1.49 | – 0.076 5 | 0.939 4 |

由表 4 – 6 可见，2 个造模结局小鼠体质量比较差异无统计学意义（$T = -0.0765$，$P = 0.9394$）。

**3. 2 位操作员小鼠造模结局比较**：造模结局 A、B、C、D 中，C 结局只有 3 例，其中操作员 W 有 1 例，操作员 X 有 2 例，例数太少，不符合统计学检验方法的要求，因此，将造模结局 B、C 合并为 B + C 计算，采用卡方检验方法，对结果进行分析，结果见表 4 – 7。

表 4 – 7 2 个操作员小鼠造模结局比较（只）

| | 造模结局 A | 造模结局 B + C | 造模结局 D 组 | 合计 |
|---|---|---|---|---|
| 操作员 X | 3 | 7 | 15 | 25 |
| 操作员 W | 7 | 5 | 10 | 22 |
| 合计 | 10 | 12 | 25 | 47 |

由表 4 – 7 结果可见，2 个操作员之间小鼠造模结局未见统计学差异（$T = 2.796$，$P = 0.2471$）。

**4. 2 位操作员 3 种造模结局小鼠体质量比较**：基于造模结局小鼠体质量，采用 $T$ 检验方法，对结果进行分析，结果见表 4 – 8。

表 4 – 8　2 位操作员 3 种造模结局小鼠体质量比较

| | | | | 造模结局 | | | |
|---|---|---|---|---|---|---|---|
| | $n$（只） | A 体质量（g） | $n$（只） | B + C 体质量（g） | $n$（只） | D 体质量（g） |
| 操作员 X | 3 | 34. 40 ± 2. 19 | 7 | 35. 03 ± 1. 53 | 15 | 34. 85 ± 1. 62 |
| 操作员 W | 7 | 35. 49 ± 1. 57 | 5 | 35. 22 ± 0. 69 | 10 | 35. 47 ± 1. 25 |
| $T$ | | 0. 7764 | | 0. 3484 | | 1. 0707 |
| $P$ | | 0. 4954 | | 0. 7354 | | 0. 2957 |

由表 4 – 8 可见，3 种结局小鼠的体重在 2 个操作员组之间均未见统计学差异（均 $P > 0.05$）。

**5. 2 位操作员 2 种造模结局小鼠比较**：表 3、4 是基于 A、B + C、D3 种造模结局分类进行的统计分析，是否分类过多会对结果有明显影响。为此，将造模结局合并成 2 种：造模结局 E 和 D 结局。D 是所有存活的小鼠，E 是所有死亡的小鼠。采用卡方检验方法，对基于小鼠例数的结果进行分析，结果见表 4 – 9。

表 4 – 9　2 位操作员 2 种造模结局小鼠比较（只）

| | 造模结局 E | 造模结局 D | 合计 | 成活率（%） |
|---|---|---|---|---|
| 操作员 X | 10 | 15 | 25 | 60. 0 |
| 操作员 W | 12 | 10 | 22 | 45. 5 |
| 合计 | 22 | 25 | 47 | 53. 2 |

由表 4 – 9 可见，2 个操作员之间造模小鼠成活率未见统计学差异（$x^2 = 0.997$，$P = 0.3180$）。

**6. 2 位操作员 2 种结局小鼠体质量比较**：在表 5 基础

上，又基于 2 种造模结局小鼠的体质量，采用 $T$ 检验方法，对结果进行分析，结果见表 4 – 10。

表 4 – 10    2 位操作员 2 种结局小鼠体质量比较

| | 造模结局 | | | |
|---|---|---|---|---|
| | $n$（只） | E 体质量（g） | $n$（只） | D 体质量（g） |
| 操作员 X | 10 | 34.84 ± 1.49 | 15 | 34.85 ± 1.62 |
| 操作员 W | 12 | 35.38 ± 1.22 | 20 | 35.47 ± 1.25 |
| $T$ | | 0.9084 | | 1.0707 |
| $P$ | | 0.3760 | | 0.2957 |

由表 4 – 10 结果可见，2 种结局小鼠的体质量在 2 个操作员之间均未见统计学差异（$P > 0.05$）。

**7. 2 个操作员和体质量对小鼠造模结局的影响**：进行二分类 Logistic 回归分析，以造模结局 E、D 为因变量，以体质量和操作员为自变量，检验水准 A 设为 0.05，分析 2 个操作员和体质量对小鼠造模结局的影响，结果见表 4 – 11。

表 4 – 11    2 种结局小鼠二分类 Logistic 回归分析

| 自变量 | 偏回归系数 | 偏回归系数的标准误 | Wald 统计量 | $P$ | OR | OR95% CI |
|---|---|---|---|---|---|---|
| 体质量 | 0.028 | 0.217 | 0.017 | 0.897 | 1.029 | 0.672 ~ 1.575 |
| 操作员 | 0.604 | 0.605 | 0.996 | 0.318 | 1.830 | 0.559 ~ 5.992 |

由表 4 – 11 可见，操作员及体质量与造模结局无明显影响（$P > 0.05$）

## 三、研究结论

**1. 在一定范围内，小鼠体质量对造模结局无影响**：文献研究发现，实验动物的体质量对造模结局有一定的影响。如赵洪云等在大鼠心肌梗死模型制作中发现，大鼠的体质量过小，实验器官也小，手术操作难度大，对手术创伤的耐受性差；体质量过大，术后死亡率明显增高。甄毅岚等研究发现，体质量小，<20g 的小鼠颈部血管易分离，操作简单，但体质差，成活率低；体重大，>30g 的小鼠，颈部脂肪较多，实验中分离血管的难度加大，容易造成血管破裂，影响造模的成功率。本研究采用体质量在 32.5 ~ 37.7g 之间的小鼠研究表明，体质量对实验动物造模结局未见明显影响（$P > 0.05$），与文献结果相反。可能与甄毅岚等采用的小鼠体质量在 20 ~ 39g 较宽范围不同，即本实验结果能够说明小鼠体质量在 32.5 ~ 37.7g 之间，体质量与造模结局没有影响，其他体质量范围的影响有待于以后研究。

**2. 对造模结局无影响的体质量范围可以扩展到 5.2g：**选择什么范围体质量的小鼠对造模结局影响小，以往的实验中一般掌握为 5g，但没有研究数据作为佐证，文献的认识也不一致。王芙蓉等根据经验认为，小鼠的体质量差别不超过 7g，对梗死体积就没有显著的影响。但这是经验认为，没有实验研究的科学依据。甄毅岚等将 4g 作为一个分组的体重区间，也未对 4g 是否对研究结果有影响做研究数据分析。本实验采用单一性别的雄性小鼠，体重最小为 32.5g，最大为 37.7g，跨度为 5.2g，并提供了具体的研究数据进行统计学分析，结果在这个体质量范围内，体质量对造模结局没有影响。所以，能有科学根据地说，对造模结局无影响的体质量范围可以扩展到 5.2g。

**3. 年资相仿并经过同期规范培训的操作员对造模结**

**局无影响**：为了规范化实验研究的操作，本实验选取了未接触过本实验造模流程的 2 位操作员，同期进行规范化实验方法培训，并进行了 2 批次 50 只小鼠的预实验，然后即投入本次正式实验中。在相同的时间和环境中，使用相同的实验器械，结果表明经过同期规范培训年资相仿的实验员对造模结局无影响（$P > 0.05$）。结果提示，实验前规范化的培训和一定数量的预实验，操作人员的实验水平便可以达到实验要求。

# 第二篇　电针刺篇

# 第五章　课题组对 CIR 小鼠电针刺的研究现状

本课题组从 1998 年至今一直致力于 CIR 模型小鼠的电针刺研究，基于其损伤机制和病理特点设计的一系列实验，获得了大量的实验数据与科学结论，且已将研究深入到基因层面，现将课题组以往研究的结果分述如下：

## 一、电针治疗 CIR 的理论依据

CIR 主要是引发记忆障碍。针灸单穴及复方治疗记忆障碍在古代文献已有记载，如"遗忘""健忘""善忘""呆病""文痴"等。近年临床报道显示，针灸疗法对血管性痴呆患者的智能及社会活动功能康复疗效肯定。根据中风痴呆证患者肾虚者可占 80% 以上，以肾虚、痰瘀内阻为证候基本特征，故以益肾填髓，醒脑启智，佐涤痰化瘀立法选穴。结合经络理论，如《难经·二十八难》云："督脉者……上至风府，入属于脑"，可见督脉与人脑的关系密切。周莉等观察到针刺百会可提高人的即时记忆能力、小鼠的学习成绩和记忆再现能力，故针刺百会可通督醒脑。肾俞、膈俞均属膀胱经，而"膀胱足太阳之脉，起于目内眦，上额交巅。其直者，从巅入络脑"（《灵枢·经脉》），肾俞可益肾填髓充脑，膈俞为八会穴之一，可活血化瘀。因此，我们的前期研究选用了百会、肾俞、膈俞穴组成益肾醒脑针法。

## 二、CIRI 的病理基础研究结果

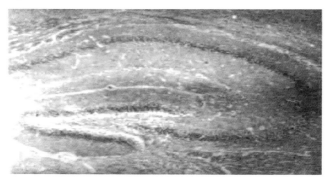

Fig 5 – 1    Psedo – Operation Group.
2 – 3 Layer Of Hippocampal Pyramid Cells，Closely Arranged（HE×40）
图 5 – 1    假手术组
2～3 层海马锥体细胞紧密排列。（40 倍放大）

本研究对 CIR 拟血管性痴呆小鼠模型分 7 天、15 天、30 天 3 个时段进行了较长期的病理形态学动态观察。结果显示不同时段模型组小鼠皮层病变、海马细胞形态学改变与正常组和假手术组明显不同。正常组小鼠皮层细胞形态、结构正常，假手术组与正常组基本一致。术后 7 天模型组小鼠镜下大脑皮质变薄，部分神经细胞核固缩，局限性神经元数目减少，出现筛网状结构，已见胶质细胞增生修复。30 天镜下皮质病变与 7 天基本相同，但大脑半球大体形态出现异常改变的鼠的数目增多。正常组小鼠海马 $CA_1$ 区锥体细胞呈复层排列，细胞核圆而大，核仁清晰，疏堇染色示胞浆内尼氏体丰富，神经纤维密集，排列整齐。假手术组与正常组基本相同。模型组于

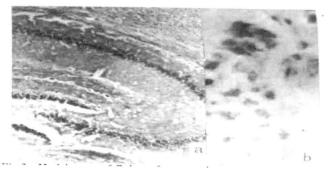

Fig 5 – 2　Model Group Of 7 Days After Operation.

A.　Hippocampal Cells In $CA_1$ Area Were Lost（HE×40）.

B.　The Layers Of Hippocampal Pyramid Cells Were Reduced, Sparsely Arranged. Nissl Bodies Inside Cytoplasm Disappeared, The Nucleus Volume Shrank, Dark Staining, Unclear Structure, Karyopyknosis Appeared And Disordered Arrangement Of Nerve Fiber（Nissl×400）

图 5 – 2　模型组手术 7 天后

A.　$CA_1$ 区域的锥体细胞减少（放大 40 倍）。

B.　锥体细胞的层数减少，且呈疏松排列。细胞质中的尼氏体（光面内质网）消失。细胞核体积减小，出现核固缩，出现暗斑，同时结构不清楚。神经纤维排列紊乱。（放大 400 倍）

术后 7 天即已见海马 $CA_1$ 区锥体细胞层次减少，排列稀疏，胞浆内尼氏体消失，细胞核体积变小，深染，结构不清，呈核固缩表现，神经纤维排列紊乱，齿状回细胞亦有核固缩现象。术后 15 天，海马 $CA_1$ 区锥体细胞排列进一步稀疏，细胞核固缩为三角形或多角形，脱失现象明显。术后 30 天，海马 $CA_1$ 区细胞几乎完全脱失，仅见少量残存的不规则细胞，$CA_2$、$CA_3$ 区细胞也严重脱失，胶质细胞大量增生，形成结节，呈现海马硬化。此结果提示，海马锥体细胞的迟发性坏死是缺血性脑血管病致痴呆的病理学基础。

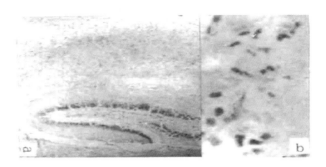

Fig 5 – 3　Model Group Of 30 Days After Operation.

A. Hippocampal Cells In CA$_1$ Area Were Almost Completely Lost, And The Cells In CA$_2$ Or CA$_3$ Areas Were Seriously Lost As Well. （HE ×40）.

B. Hippocampal Cells In CA$_1$ Area Were Almost Completely Lost, Only A Little Irregular Cells Left. （Nissl ×400）

图 5 – 3　模型组手术 30 天后

A. CA$_1$ 区域的锥体细胞几乎完全死亡，CA$_2$ 区域和 CA$_3$ 区域的细胞也有严重的减少。（放大 40 倍）

B. CA$_1$ 区域的锥体细胞几乎完全死亡，只有留下少量非正常细胞。（放大 400 倍）

# 三、电针的作用机制研究结果

## 1. 行为学研究

### （1）跳台实验

表 5 – 1　术后 7 天四组小鼠跳台成绩的组间比较（$\bar{x} \pm s$）

| 组别 | $n$ | 学习成绩 | 记忆成绩 |
|------|-----|---------|---------|
|      |     | 反应时间（$s$） | 潜伏期（$s$） |
| 假手术组 | 12 | 16.75 ± 10.44 ** | 238.37 ± 72.43 ** |
| 模型组 | 10 | 50.34 ± 17.66 | 65.91 ± 34.79 |
| 电针组 | 10 | 34.06 ± 12.91 *△ | 168.81 ± 45.03 **△ |
| 药物组 | 10 | 48.21 ± 12.87 | 117.38 ± 33.60 |

续表

| 组别 | $n$ | 学习成绩 | 记忆成绩 |
| --- | --- | --- | --- |
| | | 反应时间（$s$） | 潜伏期（$s$） |
| $F$ 值 | | 13.42 | 23.7 |
| $P$ 值 | | <0.01 | <0.01 |

注：与模型组相比　\*$P < 0.05$　\*\*$P < 0.01$
　　与药物组相比　△$P < 0.05$

表 5 − 2　术后 15 天四组小鼠跳台成绩的组间比较（$\bar{x} \pm s$）

| 组别 | $n$ | 学习成绩 | 记忆成绩 |
| --- | --- | --- | --- |
| | | 反应时间（$s$） | 潜伏期（$s$） |
| 假手术组 | 12 | 14.28 ± 9.49 \*\* | 246.34 ± 76.55 \*\* |
| 模型组 | 10 | 57.55 ± 15.63 | 58.06 ± 30.71 |
| 电针组 | 10 | 27.45 ± 10.56 \*\* | 187.70 ± 43.13 \*\* △△ |
| 药物组 | 9 | 38.56 ± 12.24 \*\* | 107.97 ± 36.11 \* |
| $F$ 值 | | 23.09 | 28.69 |
| $P$ 值 | | <0.01 | <0.01 |

注：与模型组相比　\*$P < 0.05$　\*\*$P < 0.01$
　　与药物组相比　△△$P < 0.05$

表 5 − 3　术后 30 天四组小鼠跳台成绩的组间比较（$\bar{x} \pm s$）

| 组别 | $n$ | 学习成绩 | 记忆成绩 |
| --- | --- | --- | --- |
| | | 反应时间（$s$） | 潜伏期（$s$） |
| 假手术组 | 12 | 12.99 ± 10.28 \*\* | 240.14 ± 63.12 \*\* |
| 模型组 | 8 | 59.31 ± 16.41 | 51.33 ± 34.64 |
| 电针组 | 8 | 19.84 ± 12.64 \*\* | 201.20 ± 55.72 \*\* △ |
| 药物组 | 8 | 32.26 ± 10.88 \*\* | 146.39 ± 35.94 \* |
| $F$ 值 | | 23.00 | 25.19 |
| $P$ 值 | | <0.01 | <0.01 |

注：与模型组相比　\*$P < 0.05$，\*\*$P < 0.01$
　　与药物组相比　△△$P < 0.05$

本研究通过跳台实验对小鼠学习与记忆能力做出评估。结果显示造模导致了模型动物学习与记忆能力下降，表现为反应时间延长，潜伏期缩短，且随着观察时间的延长，这种改变逐渐加重。电针和药物均可使模型动物的反应时间缩短，潜伏期延长，但电针组学习成绩与记忆成绩于 7 天和 30 天时，显著优于药物组，15 天时的记忆成绩显著优于药物组。可见电针肾俞、膈俞、百会穴对模型动物学习与记忆能力下降有改善和提高作用。实验结果证实了电针该组穴位对拟血管性痴呆小鼠的学习记忆障碍有显著改善作用，为探讨针刺治疗血管性痴呆的作用机理提供了实验依据。

（2）水迷宫实验

表 5 - 4　术后 7 天四组小鼠水迷宫成绩的组间比较（$\bar{x} \pm s$）

| 组别 | n | 游全程时间（s） | | 错误次数（次） | |
|---|---|---|---|---|---|
| | | 学习成绩 | 记忆成绩 | 学习成绩 | 记忆成绩 |
| 假手术组 | 12 | 39.72 ± 30.76 ** | 44.62 ± 29.86 ** | 3.42 ± 2.54 ** | 3.83 ± 2.82 ** |
| 模型组 | 10 | 128.84 ± 27.83 | 136.60 ± 33.02 | 11.50 ± 2.92 | 14.90 ± 3.31 |
| 电针组 | 10 | 62.44 ± 28.26 ** △ | 65.61 ± 32.07 ** △△ | 5.60 ± 2.84 ** △ | 6.30 ± 2.91 ** △△ |
| 药物组 | 10 | 98.11 ± 31.67 * | 104.63 ± 31.57 * | 8.70 ± 2.71 * | 11.90 ± 3.21 * |
| F 值 | | 18.38 | 17.54 | 17.3 | 28.62 |
| P 值 | | <0.01 | <0.01 | <0.01 | <0.01 |

注：与模型组相比 $*P < 0.05$，$**P < 0.01$
　　与药物组相比 $\triangle P < 0.05$，$\triangle\triangle P < 0.01$

表 5 - 5　术后 15 天四组小鼠水迷宫成绩的组间比较（$\bar{x} \pm s$）

| 组别 | n | 游全程时间（s） | | 错误次数（次） | |
|---|---|---|---|---|---|
| | | 学习成绩 | 记忆成绩 | 学习成绩 | 记忆成绩 |
| 假手术组 | 12 | 44.59 ± 30.41 * | 44.42 ± 34.95 * | 3.58 ± 2.61 * | 3.75 ± 2.67 * |
| 模型组 | 10 | 138.02 ± 34.46 | 144.24 ± 36.95 | 12.30 ± 2.83 | 12.70 ± 2.75 |
| 电针组 | 10 | 55.66 ± 31.48 * | 65.15 ± 34.58 * | 4.70 ± 2.67 * | 4.90 ± 2.77 * |

续表

| 组别 | n | 游全程时间（s） | | 错误次数（次） | |
|---|---|---|---|---|---|
| | | 学习成绩 | 记忆成绩 | 学习成绩 | 记忆成绩 |
| 药物组 | 9 | 79.76 ± 32.69 * | 88.89 ± 40.56 * | 6.67 ± 2.35 * | 7.22 ± 2.54 * |
| F 值 | | 17.78 | 14.01 | 22.41 | 22.49 |
| P 值 | | <0.01 | <0.01 | <0.01 | <0.01 |

注：与模型组相比　* $P < 0.01$

**表 5 – 6　术后 30 天四组小鼠水迷宫成绩的组间比较（$\bar{x} \pm s$）**

| 组别 | n | 游全程时间（s） | | 错误次数（次） | |
|---|---|---|---|---|---|
| | | 学习成绩 | 记忆成绩 | 学习成绩 | 记忆成绩 |
| 假手术组 | 12 | 38.13 ± 29.39 * | 41.72 ± 26.29 * | 3.17 ± 2.25 * | 3.67 ± 2.35 * |
| 模型组 | 8 | 139.29 ± 31.40 | 147.79 ± 30.34 | 13.63 ± 2.56 | 16.75 ± 2.66 |
| 电针组 | 8 | 43.25 ± 29.89 * | 45.48 ± 29.28 * | 3.75 ± 2.19 * | 3.88 ± 2.23 * |
| 药物组 | 8 | 74.55 ± 27.71 * | 78.28 ± 30.57 * | 6.13 ± 2.23 * | 6.63 ± 2.77 * |
| F 值 | | 22.2 | 25.54 | 39 | 54.13 |
| P 值 | | <0.01 | <0.01 | <0.01 | <0.01 |

注：与模型组相比　* $P < 0.05$，** $P < 0.01$

与药物组相比　△ $P < 0.05$，△△ $P < 0.01$

本研究通过水迷宫实验反映动物空间辨别性学习记忆能力。从实验结果来看：造模导致了动物学习与记忆能力下降，表现为游全程时间延长，错误次数增加，且随着观察时间的延长，这种改变逐渐加重。电针和药物均可使模型小鼠的游全程时间缩短，错误次数减少，但电针组于 7 天和 30 天时，成绩显著优于药物组。可见电针肾俞、膈俞、百会穴对模型小鼠学习与记忆能力下降有改善和提高作用，且优于药物。因此，实验结果证实了电针该组穴位对拟血管性痴呆小鼠的学习记忆障碍有显著改善作用，为探讨针刺治疗血管性痴呆的作用机理提供了实验依据。

## 2. 组织和生化研究

## （1）小鼠张口喘气时间，脑指数及脑含水量的检测

**表 5 - 7　7 天时四组小鼠张口喘气时间组间比较（$\bar{x} \pm s$）**

| 组别 | 动物 | 张口喘气时间（$s$） |
|---|---|---|
| 假手术组 | 10 | 20.19 ± 3.05 ** |
| 模型组 | 10 | 12.87 ± 4.02 |
| 药物组 | 10 | 13.67 ± 3.47 |
| 电针组 | 10 | 16.94 ± 3.71 *△ |
| $F$ 值 | | 8.75 |
| $P$ 值 | | < 0.01 |

注：与模型组比较：* $P < 0.05$，** $P < 0.01$

　　　与药物组比较：△ $P < 0.05$

**表 5 - 8　15 天时四组小鼠张口喘气时间组间比较（$\bar{x} \pm s$）**

| 组别 | 动物 | 张口喘气时间（$s$） |
|---|---|---|
| 假手术组 | 9 | 20.04 ± 3.07 ** |
| 模型组 | 8 | 11.36 ± 3.88 |
| 药物组 | 9 | 15.82 ± 3.63 * |
| 电针组 | 8 | 19.69 ± 3.74 **△ |
| $F$ 值 | | 10.84 |
| $P$ 值 | | < 0.01 |

注：与模型组比较：* $P < 0.05$，** $P < 0.01$

　　　与药物组比较：△ $P < 0.05$

**表 5 - 9　30 天时四组小鼠张口喘气时间组间比较（$\bar{x} \pm s$）**

| 组别 | 动物 | 张口喘气时间（$s$） |
|---|---|---|
| 假手术组 | 9 | 20.07 ± 3.02 ** |
| 模型组 | 8 | 11.09 ± 3.91 |
| 药物组 | 7 | 15.93 ± 3.55 * |
| 电针组 | 7 | 19.84 ± 3.78 **△ |
| $F$ 值 | | 10.73 |
| $P$ 值 | | < 0.01 |

注：与模型组比较：* $P < 0.05$，** $P < 0.01$

　　　与药物组比较：△ $P < 0.05$

本研究通过记录小鼠张口喘气时间，计算脑指数及脑含水量来评估小鼠脑缺血、缺氧、脑水肿的情况。结果表明造模导致了小鼠脑缺血、缺氧，早期还出现脑组织水肿，表现为张口喘气时间缩短，脑指数和脑含水量增加。而电针和药物均可延长张口喘气时间、降低脑指数和脑含水量，具有抗脑缺氧和减轻脑水肿程度的作用，且疗效以电针为优。证明电针肾俞、膈俞、百会穴对该模型出现的脑缺血、缺氧状态，及早期的脑组织水肿有显著改善作用，此可能为针刺治疗机理之一。

（2）乙酰胆碱酯酶（Ache）活力检测

表 5 - 10　术后 7 天四组 Acetylcholinesterase
小鼠海马组织 Ache 活力的组间比较（$\bar{x} \pm s$）

| 组别 | 动物（$n$） | Ache（U） |
| --- | --- | --- |
| 假手术组 | 8 | $155.25 \pm 3.99$ ** |
| 模型组 | 7 | $167.80 \pm 4.63$ |
| 药物组 | 9 | $160.89 \pm 11.50$ * |
| 电针组 | 8 | $154.70 \pm 2.76$ ** |
| $F$ 值 | | 6.73 |
| $P$ 值 | | $<0.01$ |

注：与模型组相比 * $P < 0.05$　** $P < 0.01$

表 5 - 11　术后 15 天四组小鼠海马组织 Ache 活力的组间比较（$\bar{x} \pm s$）

| 组别 | 动物（$n$） | Ache（U） |
| --- | --- | --- |
| 假手术组 | 8 | $155.25 \pm 3.99$ |
| 模型组 | 9 | $161.24 \pm 6.68$ |
| 药物组 | 10 | $161.52 \pm 16.25$ |
| 电针组 | 8 | $163.20 \pm 11.02$ |
| $F$ 值 | | 0.95 |
| $P$ 值 | | $>0.05$ |

表 5 – 12　术后 30 天四组小鼠海马组织 Ache 活力的组间比较 $(\bar{x} \pm s)$

| 组别 | 动物 $(n)$ | Ache（U） |
|------|------------|-----------|
| 假手术组 | 8 | 155. 25 ± 3. 99 |
| 模型组 | 9 | 153. 26 ± 15. 21 |
| 药物组 | 8 | 155. 9 ± 7. 71 |
| 电针组 | 7 | 151. 39 ± 14. 20 |
| $F$ 值 | | 0. 26 |
| $P$ 值 | | > 0. 05 |

　　本实验通过检测小鼠脑组织中乙酰胆碱酯酶活力评估认知功能受损程度。结果显示 CIR 术后 7h，模型组 Ache 活力明显升高，表明 Ache 分解增多，Ache 含量下降。药物与电针均可降低 Ache 活性，使脑内 Ache 的水解速度减慢。证明电针组可以减慢 CIRI 后的学习记忆能力下降，改善学习记忆障碍，此可能为针刺治疗作用途径之一。

（3）SOD/MDA 测定

表 5 – 13　术后 7 天四组小鼠脑组织 SOD 活力及 MDA 含量的比较 $(\bar{x} \pm s)$

| 组别 | 动物 | SOD（NU/ml） | MDA（nmol/ml） |
|------|------|--------------|----------------|
| 假手术组 | 10 | 64. 16 ± 6. 03 ** | 365. 50 ± 72. 78 ** |
| 模型组 | 10 | 42. 78 ± 8. 55 | 624. 70 ± 104. 54 |
| 药物组 | 10 | 50. 29 ± 6. 39 * | 524. 50 ± 85. 74 * |
| 电针组 | 10 | 57. 26 ± 7. 53 ** △ | 454. 90 ± 79. 22 ** △ |

注：与模型组相比：* $P < 0.05$，** $P < 0.01$

　　　与药物组相比：△ $P < 0.05$（下同）

表 5－14　术后 15 天四组小鼠脑组织 SOD 活力及 MDA 含量的比较 $(\bar{x} \pm s)$

| 组别 | 动物 | SOD（NU/ml） | MDA（nmol/ml） |
|---|---|---|---|
| 假手术组 | 9 | 64.02 ± 6.16** | 362.89 ± 68.86** |
| 模型组 | 8 | 43.39 ± 6.70 | 663.50 ± 94.26 |
| 药物组 | 8 | 50.51 ± 5.52* | 526.13 ± 84.40** |
| 电针组 | 9 | 57.43 ± 7.07**△ | 442.89 ± 80.96**△ |

表 5－15　术后 30 天四组小鼠脑组织 SOD 活力及 MDA 含量的比较 $(\bar{x} \pm s)$

| 组别 | 动物 | SOD（NU/ml） | MDA（nmol/ml） |
|---|---|---|---|
| 假手术组 | 9 | 64.07 ± 5.89** | 364.22 ± 65.49** |
| 模型组 | 8 | 43.44 ± 6.93 | 668.25 ± 89.54 |
| 药物组 | 7 | 51.77 ± 5.61** | 516.86 ± 80.51** |
| 电针组 | 7 | 59.51 ± 6.98**△ | 425.29 ± 74.76**△ |

　　本实验通过检测小鼠脑组织中 SOD 和 MDA 的含量来评估自由基损伤程度和机体对抗自由基损伤的能力。CIR 可产生大量自由基，并耗竭脑内自由基清除酶，造成自由基蓄积，其对神经细胞膜和突触膜的损伤及 MDA 的交联作用，终致脑细胞损伤，发生智能障碍。实验结果表明，于各时间点，模型组脑组织 SOD 的活力均显著下降，MDA 含量均显著增加，反映了自由基损伤明显，抗自由基损伤能力下降，故出现显著学习记忆障碍；而电针和药物均可提高 SOD 活力、降低 MDA 含量，具有抗自由基损伤作用，且以电针疗效为优。证明电针可提高模型小鼠学习记忆能力，此可能为针刺治疗作用途径之一。

## （4） NO 含量测定

**表 5 – 16　术后 7 天四组小鼠脑组织 NO 含量的组间比较 （$\bar{x} \pm s$）**

| 组别 | 动物 | NO （mmol/G） |
|---|---|---|
| 假手术组 | 8 | 3.64 ± 0.80 |
| 模型组 | 7 | 5.42 ± 2.39 |
| 药物组 | 8 | 5.63 ± 2.86 |
| 电针组 | 6 | 6.38 ± 3.92 |
| $F$ 值 | | 1.09 |
| $P$ 值 | | >0.05 |

**表 5 – 17　术后 15 天四组小鼠脑组织 NO 含量的组间比较 （$\bar{x} \pm s$）**

| 组别 | 动物 | NO （mmol/G） |
|---|---|---|
| 假手术组 | 8 | 3.64 ± 0.80 |
| 模型组 | 7 | 8.06 ± 3.06 ** |
| 药物组 | 8 | 8.45 ± 4.61 ** |
| 电针组 | 6 | 6.52 ± 0.57 * |
| $F$ 值 | | 4.38 |
| $P$ 值 | | <0.05 |

注：与假手术组相比　* $P < 0.05$　** $P < 0.01$

**表 5 – 18　术后 7 天四组小鼠脑组织 NO 含量的组间比较 （$\bar{x} \pm s$）**

| 组别 | 动物 | NO （mmol/G） |
|---|---|---|
| 假手术组 | 8 | 3.64 ± 0.80 |
| 模型组 | 7 | 5.42 ± 2.13 |
| 药物组 | 7 | 5.26 ± 2.59 |
| 电针组 | 6 | 5.58 ± 1.12 |
| $F$ 值 | | 1.72 |
| $P$ 值 | | >0.05 |

由表 5 – 16 ~ 5 – 18 可见，于术后 7 天时，各组动物

的脑组织 NO 含量无统计学差异（$P > 0.05$）。术后 15 天，模型组 NO 含量显著升高，较之假手术组有显著性差异（$P < 0.01$），但电针组、药物组分别与模型组相比无统计学差异（$P > 0.05$）。术后 30 天，各组间比较无统计学差异（$P > 0.05$）。

（5）$TXB_2$、$6 - Keto - PGF_{1A}$ 含量测定

**表 5 - 19　术后 7 天小鼠血浆 $TXB_2$、$6 - Keto - PGF_{1A}$ 含量的组间比较 $(\bar{x} \pm s)$**

| 组别 | 动物 | $TXB_2$（Pg/ml） | $6 - Keto - PGF_{1A}$（Pg/ml） | $TXB_2 / 6 - Keto - PGF_{1A}$ |
|---|---|---|---|---|
| 假手术组 | 9 | 268.43 ± 55.05 | 177.97 ± 83.41 | 1.79 ± 0.76 |
| 模型组 | 9 | 268.36 ± 52.18 | 208.96 ± 101.79 | 1.52 ± 0.75 |
| 药物组 | 9 | 269.77 ± 33.62 | 247.56 ± 91.84 | 1.22 ± 0.44 |
| 电针组 | 11 | 284.73 ± 59.51 | 183.99 ± 94.34 | 1.49 ± 0.52 |
| $F$ 值 | | 0.23 | 1.10 | 1.29 |
| $P$ 值 | | > 0.05 | > 0.05 | > 0.05 |

由表 5 - 19 可见：术后 7 天时，血浆 $TXB_2$、$6 - Keto - PGF_{1A}$ 含量及 $TXB_2 / 6 - Keto - PGF_{1A}$ 各组间相比未见统计学差异（$P > 0.05$）。

**表 5 - 20　术后 15 天小鼠血浆 $TXB_2$、$6 - Keto - PGF_{1A}$ 含量的组间比较 $(\bar{x} \pm s)$**

| 组别 | 动物 | $TXB_2$（Pg/ml） | $6 - Keto - PGF_{1A}$（Pg/ml） | $TXB_2 / 6 - Keto - PGF_{1A}$ |
|---|---|---|---|---|
| 假手术组 | 9 | 268.43 ± 55.05 | 177.97 ± 83.41 | 1.79 ± 0.76 |
| 模型组 | 10 | 264.16 ± 36.42 | 223.05 ± 87.90 | 1.40 ± 0.57 |
| 药物组 | 7 | 275.73 ± 82.97 | 404.36 ± 123.88 * △ | 0.69 ± 0.12 * * |
| 电针组 | 8 | 289.56 ± 36.93 | 516.46 ± 309.07 * * △△ | 0.70 ± 0.28 * * △△ |
| $F$ 值 | | 0.33 | 6.76 | 10.09 |
| $P$ 值 | | > 0.05 | < 0.01 | < 0.01 |

注：与假手术组相比 * $P < 0.05$，* * $P < 0.01$

与模型组相比 △ $P < 0.05$，△△ $P < 0.01$

由表 5 - 20 可见：术后 15 天时，血浆 $TXB_2$ 含量各组间未见明显统计学差异（$P > 0.05$）。模型组血浆 6 - Keto - $PGF_{1A}$ 含量与假手术组无明显统计学差异（$P > 0.05$），电针组、药物组血浆 6 - Keto - $PGF_{1A}$ 含量明显升高，分别与假手术组、模型组相比均有显著性差异（$P < 0.01$ 及 $P < 0.05$），说明电针刺激对小鼠有抗血小板聚集、提高扩血管能力的作用。但电针组与药物组相比未见明显统计学差异（$P > 0.05$）。$TXB_2$/6 - Keto - $PGF_{1A}$ 的结果与 6 - Keto - $PGF_{1A}$ 的结果基本一致，仅药物组与模型组相比未见明显统计学差异（$P > 0.05$）。

表 5 - 21　术后 30 天小鼠血浆 $TXB_2$、6 - Keto - $PGF_{1A}$ 含量的组间比较（$\bar{x} \pm s$）

| 组别 | 动物 | $TXB_2$（Pg/ml） | 6 - Keto - $PGF_{1A}$（Pg/ml） | $TXB_2$/6 - Keto - $PGF_{1A}$ |
|---|---|---|---|---|
| 假手术组 | 9 | 268.43 ± 55.05 | 177.97 ± 83.41 | 1.79 ± 0.76 |
| 模型组 | 9 | 276.41 ± 36.93 | 313.24 ± 157.90 | 1.14 ± 0.64 |
| 药物组 | 8 | 250.65 ± 44.47 | 298.41 ± 94.69 | 0.96 ± 0.58 [*] |
| 电针组 | 9 | 313.19 ± 29.04 | 362.19 ± 133.61 [*] | 0.98 ± 0.49 [*] |
| $F$ 值 | | 3.36 | 3.65 | 3.41 |
| $P$ 值 | | < 0.05 | < 0.05 | < 0.05 |

注：与假手术组相比 [*] $P < 0.05$

由表 5 - 21 可见：术后 30 天时，血浆 $TXB_2$ 含量模型组与假手术组相比未见明显统计学差异（$P > 0.05$）。血浆 6 - Keto - $PGF_{1A}$ 含量升高，模型组与假手术组相比未见明显统计学差异（$P > 0.05$），但电针组与假手术组间比较有统计学差异（$P < 0.05$），提示电针刺激对小鼠有抗血小板聚集、提高扩血管能力的作用。药物组与其他各组比较未见明显统计学差异。$TXB_2$/6 - Keto - $PGF_{1A}$ 的结果显示，三组与假手术组相比均有统计学差异（$P < 0.05$），但三组间未见明显统计学差异。

## （6）脾脏指数和胸腺指数测定

**表 5 - 22　7 天时 4 组小鼠脾脏和胸腺重量的组间比较（$\bar{x} \pm s$）**

| 组别 | $n$ | 脾脏湿重（mg） | 脾脏指数（mg/10g） | 胸腺湿重（mg） | 胸腺指数（mg/10g） |
|---|---|---|---|---|---|
| 假手术组 | 10 | 116.68 ± 18.46 | 33.49 ± 5.66 | 77.93 ± 12.61 | 22.32 ± 3.53 |
| 模型组 | 11 | 111.16 ± 50.03 | 36.65 ± 14.16 | 47.91 ± 16.94 * | 16.56 ± 7.35 |
| 药物组 | 11 | 121.46 ± 25.40 | 41.47 ± 10.28 | 56.17 ± 17.27 * * | 18.99 ± 5.34 |
| 电针组 | 9 | 170.17 ± 83.73 | 55.80 ± 27.40 * △ | 61.96 ± 28.75 | 19.95 ± 8.68 |
| $F$ 值 | | 2.89 | 3.7 | 4.2 | 1.37 |
| $P$ 值 | | <0.05 | <0.05 | <0.05 | >0.05 |

注：与假手术组相比，* $P < 0.05$，* * $P < 0.01$

　　与模型组相比，△ $P < 0.05$

**表 5 - 23　15 天时 4 组小鼠脾脏和胸腺重量的组间比较（$\bar{x} \pm s$）**

| 组别 | $n$ | 脾脏湿重（mg） | 脾脏指数（mg/10g） | 胸腺湿重（mg） | 胸腺指数（mg/10g） |
|---|---|---|---|---|---|
| 假手术组 | 10 | 116.68 ± 18.46 * | 33.49 ± 5.66 * | 77.93 ± 12.61 | 22.32 ± 3.53 |
| 模型组 | 9 | 182.16 ± 57.21 | 55.11 ± 16.03 | 85.39 ± 18.87 | 26.17 ± 6.23 |
| 药物组 | 9 | 120.04 ± 20.88 * | 36.53 ± 6.98 * | 74.71 ± 10.01 | 22.68 ± 2.99 |
| 电针组 | 10 | 133.14 ± 18.34 * | 42.53 ± 7.89 * | 73.09 ± 13.62 | 22.96 ± 2.55 |
| $F$ 值 | | 7.74 | 8.46 | 1.38 | 1.75 |
| $P$ 值 | | <0.01 | <0.01 | >0.05 | >0.05 |

注：与模型组相比，* $P < 0.01$

**表 5 - 24　30 天时 4 组小鼠脾脏和胸腺重量的组间比较（$\bar{x} \pm s$）**

| 组别 | $n$ | 脾脏湿重（mg） | 脾脏指数（mg/10g） | 胸腺湿重（mg） | 胸腺指数（mg/10g） |
|---|---|---|---|---|---|
| 假手术组 | 10 | 116.68 ± 18.46 * * | 33.49 ± 5.66 * | 77.93 ± 12.61 | 22.32 ± 3.53 |
| 模型组 | 10 | 83.61 ± 14.67 | 24.85 ± 4.56 | 59.76 ± 12.25 | 17.69 ± 3.21 |
| 药物组 | 9 | 92.06 ± 22.46 | 27.99 ± 7.76 | 64.32 ± 21.96 | 19.24 ± 6.12 |

| 组别 | $n$ | 脾脏湿重<br>（mg） | 脾脏指数<br>（mg/10g） | 胸腺湿重<br>（mg） | 胸腺指数<br>（mg/10g） |
|---|---|---|---|---|---|
| 电针组 | 10 | $96.62 \pm 23.59$ | $30.85 \pm 6.43$ | $60.17 \pm 21.17$ | $19.22 \pm 6.10$ |
| $F$ 值 | | 4.75 | 3.49 | 2.28 | 1.51 |
| $P$ 值 | | $< 0.01$ | $< 0.01$ | $> 0.05$ | $> 0.05$ |

与模型组相比，$^* P < 0.05$，$^{* *} P < 0.01$

本研究通过计算脾脏指数和胸腺指数观察小鼠免疫功能的情况。实验结果显示电针对模型动物的脾脏指数有双向调节作用，对胸腺指数未见明显影响。提示电针肾俞、膈俞、百会穴对模型小鼠免疫功能的双向调节作用，可能是针刺治疗的作用之一。

### 3. 海马及皮层神经元凋亡与基因表达

（1）海马椎体细胞病理学改变及 $CA_1$ 区细胞数目定量分析

本研究运用计算机图像分析系统对海马 $CA_1$ 区细胞数目做定量分析。结果显示在海马 $CA_1$ 区细胞，模型组的场数目、面数密度、面密度均显著减少，表明细胞坏死、脱失，数目减少。电针和药物均可明显增加各参数，且以电针作用为优。证明电针可抑制海马 $CA_1$ 区细胞坏死、脱失，抑制其细胞数目减少，可能为针刺有效治疗治疗机制之一。

①假手术组海马各区椎体细胞 3～4 层，排列紧密，细胞核圆而大，核仁清晰，硫堇染色示胞浆内尼氏体丰富，神经纤维紧密，排列整齐。术后 7 天，模型组海马 $CA_1$ 区锥体细胞层次减少，排列稀疏，明显脱失，胞浆内尼氏体消失，细胞核体积变小，深染，结构不清，呈

核固缩表现，神经纤维排列紊乱，齿状回细胞亦有核固缩现象；术后 15 天，海马 $CA_1$ 区锥体细胞脱失显著，层次减少，排列稀疏，胞浆内尼氏体消失，细胞核体积变小，深染，固缩为三角形或多角形，神经纤维排列紊乱，胶质细胞大量增生。至术后 30 天，海马 $CA_1$ 区细胞几乎完全消失，$CA_2$、$CA_1$ 区细胞也严重脱失，胶质细胞大量增生，形成结节，呈现海马硬化。电针组海马 $CA_1$ 区锥体细胞仅有少量脱失，有少数细胞核固缩为三角形或多角形，个别齿状回细胞核固缩，$CA_2$、$CA_1$ 区细胞少量脱失及核固缩。药物组海马 $CA_1$ 区锥体细胞少量脱失，有大量核固缩为三角形及多角形，少数齿状回细胞核固缩，$CA_2$、$CA_1$ 区细胞少量脱失及核固缩。

②不同时段各组小鼠海马 $CA_1$ 区细胞场参数变化

表 5 – 25　术后 7 天各组海马 $CA_1$ 区细胞场参数比较 ($\bar{x} \pm s$)

| 组别 | $n$ | 场数目 | 面数密度 （$mm^{-2}$） | 面密度 （$mm^{-2}$） |
|---|---|---|---|---|
| 假手术组 | 36 | $47.75 \pm 2.92^*$ | $25.25 \times 10^{-4} \pm 1.54 \times 10^{-4*}$ | $0.105 \pm 0.010^*$ |
| 模型组 | 36 | $27.50 \pm 11.48$ | $14.83 \times 10^{-4} \pm 6.25 \times 10^{-4}$ | $0.056 \pm 0.028$ |
| 药物组 | 36 | $37.71 \pm 6.92^*$ | $19.94 \times 10^{-4} \pm 3.66 \times 10^{-4*}$ | $0.080 \pm 0.012^*$ |
| 电针组 | 36 | $37.50 \pm 2.51^*$ | $19.84 \times 10^{-4} \pm 1.32 \times 10^{-4*}$ | $0.092 \pm 0.006^{*\triangle}$ |
| $F$ 值 | | 50.60 | 46.09 | 58.77 |
| $P$ 值 | | $<0.01$ | $<0.01$ | $<0.01$ |

注：与模型组相比 $*P < 0.01$

与药物组相比 $^\triangle P < 0.01$

由表 5 – 25 可见，术后 7 天海马 $CA_1$ 区细胞，模型组的场数目、面数密度、面密度均减少，与假手术组相比有显著差异（$P < 0.01$），表明模型组细胞坏死、脱失，

数目减少。电针和药物可明显增加各参数，分别与模型组相比均有显著性差异（$P < 0.01$），即两种治疗方法均可阻止细胞坏死、脱失，增加细胞数目，但两者间比较，场数目和面数密度均未见明显统计学差异（$P > 0.05$），面密度有显著性差异（$P < 0.01$），显示电针增加面密度的作用优于药物。

表 5 – 26　术后 15 天各组海马 CA₁ 区细胞场参数比较（$\bar{x} \pm s$）

| 组别 | $n$ | 场数目 | 面数密度（$mm^{-2}$） | 面密度（$mm^{-2}$） |
|------|-----|--------|---------------------|---------------------|
| 假手术组 | 36 | $47.75 \pm 2.92^*$ | $25.25 \times 10^{-4} \pm 1.54 \times 10^{-4*}$ | $0.105 \pm 0.010^*$ |
| 模型组 | 36 | $13.92 \pm 11.69$ | $7.36 \times 10^{-4} \pm 6.18 \times 10^{-4}$ | $0.027 \pm 0.023$ |
| 药物组 | 36 | $21.00 \pm 8.65^*$ | $11.10 \times 10^{-4} \pm 4.58 \times 10^{-4*}$ | $0.047 \pm 0.018^*$ |
| 电针组 | 36 | $39.38 \pm 3.20^{*\triangle}$ | $20.82 \times 10^{-4} \pm 1.69 \times 10^{-4*\triangle}$ | $0.086 \pm 0.007^{*\triangle}$ |
| $F$ 值 | | 151.34 | 40.30 | 182.17 |
| $P$ 值 | | < 0.01 | < 0.01 | < 0.01 |

注：与模型组相比 $^* P < 0.01$
　　与药物组相比 $^{\triangle} P < 0.01$

由表 5 – 26 可见，术后 15 天海马 CA₁ 区细胞，模型组的场数目、面数密度、面密度均减少，与假手术组相比有显著差异（$P < 0.01$），说明模型组细胞进一步坏死、脱失，数目减少。电针和药物均可明显增加各参数，分别与模型组相比均有显著性差异（$P < 0.01$），即均可阻止细胞坏死、脱失，增加细胞数目，且两者间比较均有显著性差异（$P < 0.01$），表明电针减轻细胞坏死、脱失，增加细胞数目的作用优于药物。

表 5-27 术后 30 天各组海马 $CA_1$ 区细胞场参数比较 $(x \pm s)$

| 组别 | $n$ | 场数目 | 面数密度（$mm^{-2}$） | 面密度（$mm^{-2}$） |
|---|---|---|---|---|
| 假手术组 | 36 | $47.75 \pm 2.92$ * | $25.25 \times 10^{-4} \pm 1.54 \times 10^{-4}$ * | $0.105 \pm 0.010$ * |
| 模型组 | 36 | $7.63 \pm 5.55$ | $4.03 \times 10^{-4} \pm 2.94 \times 10^{-4}$ | $0.027 \pm 0.023$ |
| 药物组 | 36 | $12.33 \pm 7.58$ * | $6.28 \times 10^{-4} \pm 4.11 \times 10^{-4}$ * | $0.047 \pm 0.018$ * |
| 电针组 | 36 | $29.80 \pm 9.26$ * △ | $15.75 \times 10^{-4} \pm 4.90 \times 10^{-4}$ * △ | $0.086 \pm 0.007$ * △ |
| $F$ 值 | | 263.31 | 261.76 | 201.88 |
| $P$ 值 | | $<0.01$ | $<0.01$ | $<0.01$ |

注：与模型组相比 * $P < 0.01$

与药物组相比 △ $P < 0.01$

由表 5-27 可见，术后 30 天海马 $CA_1$ 区细胞，模型组的各场参数均减少，与假手术组相比有显著差异（$P < 0.01$），模型组细胞进一步坏死、脱失，数目锐减。电针和药物均可明显增加各参数，分别与模型组相比均有显著性差异（$P < 0.01$），且两者间比较有显著性差异（$P < 0.01$），表明电针和药物均可减轻细胞坏死、脱失，增加细胞数目，但以电针作用为优。

（2）原位细胞凋亡检测（TUNEL）与图像分析

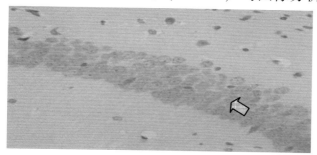

Figure 5-4　Sham Group, Hippocampus CA1 Zone TUNEL Staining （×400）

图 5-4　假手术组，$CA_1$ 区域锥体细胞（放大 400 倍，TUNEL 染色）

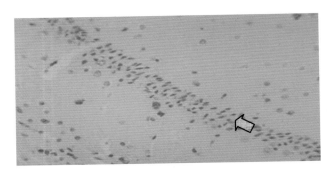

Figure 5 – 5　Model Group At 1 Day After Surgery,
Hippocampus CA$_1$ Zone TUNEL Staining （×400）

图 5 – 5　手术 1 天之后模型组，海马 CA$_1$ 区域
锥体细胞 （×400 倍，TUNEL 染色）

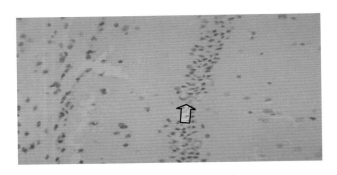

Figure 5 – 6　Model Group At 7 Days After Surgery,
Hippocampus CA$_1$ Zone TUNEL Staining （×400）

图 5 – 6　手术 7 天之后模型组，CA$_1$ 区域锥体细胞
（放大 400 倍，TUNEL 染色）

　　由图 5 – 4、5 – 5、5 – 6、5 – 7、5 – 8 所示，小鼠海
马 CA$_1$ 区 TUNEL 染色：假手术组锥体细胞复层排列，核
较圆，呈蓝色，核仁清晰，神经纤维密集，排列整齐，
无凋亡阳性细胞；术后 1 天，模型组可见凋亡阳性细胞，

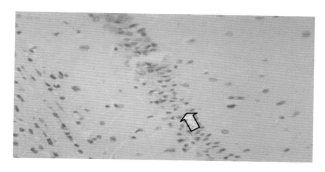

Figure 5 – 7　Electroacupuncture Group At 7 Days After
Surgery Hippocampus CA$_1$ Zone TUNEL（×400）
图 5 – 7　手术 7 天之后电针组，CA$_1$ 区域锥体细胞
（放大 400 倍，TUNEL 染色）

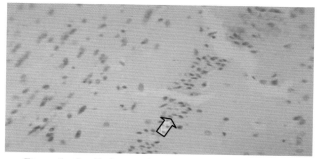

Figure 5 – 8　Hydergine Group At 7 Days After Surgery
Hippocampus CA$_1$ Zone TUNEL（×400）
图 5 – 8　手术 7 天之后喜得镇组，CA$_1$ 区域锥体细胞
（放大 400 倍，TUNEL 染色）

核固缩、呈棕黄色，神经纤维排列紊乱；术后 7 天，凋亡细胞明显增多，核固缩、呈棕黄色，神经纤维排列紊乱；模型＋电针组、模型＋喜得镇组均出现少量凋亡细胞，核固缩、呈棕黄色。

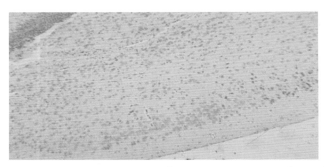

Figure 5 – 9　Sham Group，Cortical Zone TUNEL Staining （×400）

图 5 – 9　假手术组，皮层区域锥体细胞（放大 400 倍，TUNEL 染色）

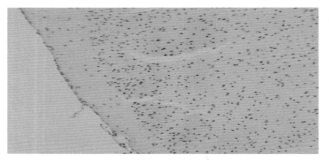

Figure 5 – 10　Model Group At 1 Day After Surgery，

Cortical Zone Tunel Staining （×400）

图 5 – 10　手术 1 天后模型组，皮层区域锥体细胞（放大 400 倍，TUNEL 染色）

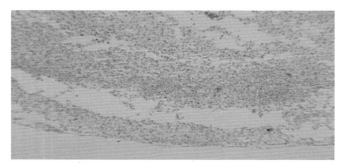

Figure 5 – 11　Model Group At 7 Days After Surgery Cortical Zone Tunel Staining（×400）

图 5 – 11　手术 7 天后模型组，皮层区域锥体细胞（放大 400 倍，TUNEL 染色）

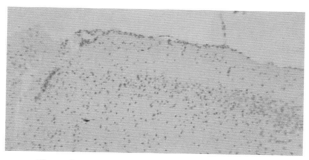

Figure 5 – 12　Hydergine Group At 7 Days After
Surgery Cortical Zone Tunel（×400）

图 5 – 12　手术 7 天后喜得镇组，皮层区域锥体细胞
（放大 400 倍，TUNEL 染色）

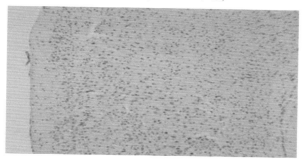

Figure 5 – 13　Electroacupuncture Group At 7 Days After Surgery
Cortical Zone Tunel Staining（×400）

图 5 – 13　手术 7 天后电针组，皮层区域锥体细胞
（放大 400 倍，TUNEL 染色）

由图 5 – 9、5 – 10、5 – 11、5 – 12、5 – 13 所示，小鼠海马 CA₁ 区 TUNEL 染色：假手术组未见凋亡阳性细胞；术后 1 天，模型组可见凋亡阳性细胞，核固缩、呈棕黄色，神经纤维排列紊乱；术后 7 天，可见大量凋亡细胞，核固缩、呈棕黄色，皮质变薄，局限性神经元消

失，呈筛网状，淋巴细胞浸润，胶质细胞大量增生，出现梗塞灶；模型 + 电针组、模型 + 喜得镇组均出现少量凋亡细胞，核固缩、呈棕黄色。

表 5 – 28　术后 7 天海马 $CA_1$ 区凋亡细胞场参数的变化（$\bar{x} \pm s$；$n = 36$）

| 组别 | Fn | Na（$\times 10^{-4} mm^{-2}$） | Sv（$\times 10^{-2} mm^{-1}$） |
|---|---|---|---|
| 假手术组 | 0 | 0 | 0 |
| 模型组 | 62.81 ± 9.16 | 11.36 ± 1.66 | 1.40 ± 0.18 |
| 喜得镇组 | 14.75 ± 6.28 * * △△ | 2.67 ± 1.14 * * △△ | 0.36 ± 0.15 * * △△ |
| 电针组 | 31.14 ± 6.83 * * | 5.63 ± 1.23 * * | 0.65 ± 0.12 * * |

注：与模型组相比，$^*P < 0.05$，$^{**}P < 0.01$
　　与喜得镇组相比，$^\triangle P < 0.05$，$^{\triangle\triangle}P < 0.01$

由表 5 – 28 可见：术后 7 天假手术组小鼠海马 $CA_1$ 区未见凋亡细胞，各场参数均为 0；模型组的 Fn、Na、Sv 均显著增多（均 $P < 0.01$），模型 + 电针组、模型 + 喜得镇组的各场参数均明显低于模型组（$P < 0.01$），而两治疗组之间也有显著性差异（$P < 0.01$）。

（3）海马神经元凋亡及基因表达

①电针组穴可降低海马细胞凋亡

表 5 – 29　各组小鼠海马细胞 Ap 的比较（$\bar{x} \pm s$，%）

| 组别 | 动物 | 第 1 天 | 第 7 天 |
|---|---|---|---|
| 假手术组 | 10 | 3.59 ± 0.70 | 3.59 ± 0.70 |
| 模型组 | 10 | 6.86 ± 1.10 ◇◇ | 13.49 ± 1.72 ◇◇ * * |
| 药物组 | 10 | 3.68 ± 1.48 △△ | 6.36 ± 1.52 △△◇◇ |
| 电针组 | 10 | 5.72 ± 1.49 | 9.56 ± 1.08 △△ |

注：与假手术组同期相比，$^{\diamond\diamond}P < 0.01$；与组内第 1 天相比，$^{**}P < 0.01$
　　与模型组同期相比，$^{\triangle\triangle}P < 0.01$；与喜得镇组同期相比，$^{\circ\circ}P < 0.01$，下表同。

由表 5 – 29 可见，模型组术后 1 天，海马细胞 Ap 较假手术组增高（$P < 0.01$）。术后 7 天，与假手术组比较也增高（$P < 0.01$），并且明显高于术后 1 天（$P < 0.01$）。经电针治疗 1 天后，海马细胞 Ap 较模型组下降（$P < 0.01$），7 天较模型组显著下降（$P < 0.01$），较模型 + 喜得镇组也降低（$P < 0.01$）。经喜得镇治疗 1 天后，海马细胞 Ap 较模型组有下降趋势（$P < 0.01$），7 天较模型组显著下降（$P < 0.01$）。

②电针组穴可提高海马 $G_0/G_1$、S、$G_2M$、PI 期细胞百分率

表 5 – 30　治疗 1 天四组小鼠海马细胞 $G_0/G_1$、
S、$G_2M$、PI（%）的比较（$\bar{x} \pm s$）

| 组别 | $n$ | $G_0/G_1$ | S | $G_2M$ | PI |
|---|---|---|---|---|---|
| 假手术组 | 10 | $61.12 \pm 5.35$ | $17.54 \pm 5.23$ | $21.34 \pm 2.09$ | $0.389 \pm 0.053$ |
| 模型组 | 10 | $62.58 \pm 6.25$ | $19.62 \pm 3.77$ | $17.80 \pm 1.69$◆◆ | $0.374 \pm 0.062$ |
| 模型 + 电针组 | 10 | $59.62 \pm 3.12$ | $19.36 \pm 2.61$ | $21.02 \pm 1.08$※※▲▲ | $0.404 \pm 0.031$ |
| 模型 + 喜得镇组 | 10 | $60.84 \pm 2.40$ | $15.76 \pm 3.45$ | $23.38 \pm 1.58$※※※ | $0.391 \pm 0.024$ |

注：与假手术组相比，◆$P < 0.05$，◆◆$P < 0.01$
　　与模型组相比，※$P < 0.05$，※※$P < 0.01$
　　与模型 + 喜得镇组相比，▲$P < 0.05$，▲▲$P < 0.01$

由表 5 – 30 可见：模型组术后 1 天，海马 $G_0/G_1$ 期、S 期细胞百分率较假手术组未见统计学差异（$P > 0.05$），$G_2M$ 期细胞百分比较假手术组降低（$P < 0.01$）。

经电针治疗 1 天后，$G_2M$ 期细胞百分率高于模型组（$P < 0.01$）。

模型组术后 1 天，海马细胞 PI 较假手术组有下降趋势（$P > 0.05$），模型 + 电针组、模型 + 喜得镇组海马细胞 PI 均较模型组有增高趋势（$P > 0.05$）。

表 5-31　治疗 7 天四组小鼠海马细胞 $G_0/G_1$、S、
$G_2M$、PI（%）的比较（$\bar{x} \pm s$）

| 组别 | $n$ | $G_0/G_1$ | S | $G_2M$ | PI |
|---|---|---|---|---|---|
| 假手术组 | 10 | 61.12 ± 5.35 | 17.54 ± 5.23 | 21.34 ± 2.09 | 0.389 ± 0.053 |
| 模型组 | 10 | 67.92 ± 3.83♦♦ | 8.49 ± 1.81♦♦ | 23.56 ± 2.14♦ | 0.321 ± 0.038♦♦ |
| 模型 + 电针组 | 10 | 56.64 ± 3.88※※※▲▲ | 12.81 ± 4.81※ | 30.62 ± 2.96※※※▲▲ | 0.434 ± 0.039※※※▲▲ |
| 模型 + 喜得镇组 | 10 | 63.48 ± 5.63※ | 11.28 ± 4.70 | 25.24 ± 1.34 | 0.365 ± 0.056※ |

注：与假手术组相比，♦$P < 0.05$，♦♦$P < 0.01$
　　与模型组相比，※$P < 0.05$，※※※$P < 0.01$
　　与模型 + 喜得镇组相比，▲$P < 0.05$，▲▲$P < 0.01$

由表 5-31 可见：模型组术后 7 天，海马 $G_0/G_1$ 期细胞百分率较假手术组明显升高（$P < 0.01$），S 期细胞百分率较假手术组明显降低（$P < 0.01$），$G_2M$ 期细胞百分比较假手术组升高（$P < 0.05$）。

经电针治疗 7 天后，海马 $G_0/G_1$ 期细胞百分率明显低于模型组（$P < 0.01$），较模型 + 喜得镇组也低（$P < 0.01$）；S 期细胞百分率高于模型组（$P < 0.05$）；$G_2M$ 期细胞百分率明显高于模型组（$P < 0.01$），也明显高于模型 + 喜得镇组（$P < 0.01$）。

经喜得镇治疗 7 天后，海马 $G_0/G_1$ 期细胞百分率明显低于模型组（$P < 0.05$）；S 期、$G_2M$ 期细胞百分率与模型组未见统计学差异（$P > 0.05$）。

模型组术后 7 天，海马细胞 PI 较假手术组有下降趋势（$P < 0.01$），电针组海马细胞 PI 较模型组明显增高（$P < 0.01$），并明显高于模型 + 喜得镇组（$P < 0.01$），模型 + 喜得镇组海马细胞 PI 较模型组增高（$P < 0.05$）。

③电针组穴可上调小鼠海马细胞 $HSP_{70}$ 的表达

表 5 – 32　四组小鼠海马细胞 $HSP_{70}$ 表达的比较（$\bar{x} \pm s$）

| 组别 | $n$ | 1d | 7d |
|------|-----|-----|-----|
| 假手术组 | 10 | 1.00 ± 0.10 | 1.00 ± 0.10 |
| 模型组 | 10 | 0.56 ± 0.14◇◇ | 1.47 ± 0.12◇◇ |
| 模型 + 电针组 | 10 | 0.87 ± 0.17△△○ | 1.98 ± 0.19△△△○○ |
| 模型 + 喜得镇组 | 10 | 0.73 ± 0.11△ | 1.61 ± 0.15△ |

注：与假手术组同期相比，◇$P < 0.05$，◇◇$P < 0.01$

　　与模型组同期相比，△$P < 0.05$，△△$P < 0.01$

　　与模型 + 喜得镇组同期相比，○$P < 0.05$，○○$P < 0.01$

由表 5 – 32 可见：模型组术后 1 天，海马 $HSP_{70}$ 表达与假手术组比较降低（$P < 0.01$）。术后 7 天，与假手术组比较增高（$P < 0.01$）。经电针治疗 1 天后，海马 $HSP_{70}$ 表达较模型组升高（$P < 0.01$），并较模型 + 喜得镇组高（$P < 0.05$），7 天较模型组升高（$P < 0.01$），较模型 + 喜得镇组也明显升高（$P < 0.01$）。经喜得镇治疗 1 天和 7 天后，海马 $HSP_{70}$ 表达均较模型组升高（均 $P < 0.05$）。

④电针组穴可上调小鼠海马细胞 C – Fos 的表达

表 5 – 33　四组小鼠海马细胞 C – Fos 表达的比较（荧光强度比值，$\bar{x} \pm s$）

| 组别 | $n$ | 1d | 7d |
|------|-----|-----|-----|
| 假手术组 | 10 | 1.00 ± 0.25 | 1.00 ± 0.25 |
| 模型组 | 10 | 1.08 ± 0.33◇◇ | 2.65 ± 0.29◇◇ * * |
| 模型 + 电针组 | 10 | 2.26 ± 0.31△△ | 3.76 ± 0.41△△ |
| 模型 + 喜得镇组 | 10 | 1.24 ± 0.37△△ | 2.80 ± 0.47△△ |

注：与 1 天相比，*$P < 0.01$，* *$P < 0.01$；与假手术组同期相比，◇$P < 0.05$；

　　◇◇$P < 0.01$；与模型组同期相比，△$P < 0.05$，△△$P < 0.01$；

　　与模型 + 喜得镇组同期相比，○$P < 0.05$，○○$P < 0.01$

由表 5 – 33 可见：模型组术后 1 天，海马 C – Fos 表达与假手术组未见明显差异（$P > 0.05$）。术后 7 天，与假手术组比较明显增高（$P < 0.01$），并高于术后 1 天（$P < 0.01$）。

经电针治疗 1 天后，海马 C – Fos 表达较模型组升高（$P < 0.01$），7 天后模型组也升高（$P < 0.01$），并均较模型 + 喜得镇组高（均 $P < 0.01$）。

⑤电针组穴可上调海马 Bcl – 2 表达反下调 Bax 表达

表 5 – 34　各组小鼠海马细胞 Bcl – 2 的比较（$\bar{x} \pm s$）

| 组别 | $n$ | 第 1 天 | 第 7 天 |
|---|---|---|---|
| 假手术组 | 10 | 1.00 ± 0.07 | 1.00 ± 0.07 |
| 模型组 | 10 | 0.45 ± 0.04$^{\diamond\diamond}$ | 1.43 ± 0.12$^{\diamond\diamond **}$ |
| 药物组 | 10 | 1.10 ± 0.15$^{\triangle\triangle}$ | 2.16 ± 0.13$^{\triangle\triangle\circ\circ}$ |
| 电针组 | 10 | 0.78 ± 0.15$^{\triangle\triangle}$ | 1.69 ± 0.12$^{\triangle\triangle}$ |

表 5 – 35　各组小鼠海马细胞 Bax 表达的比较（$\bar{x} \pm s$）

| 组别 | $n$ | 第 1 天 | 第 7 天 |
|---|---|---|---|
| 假手术组 | 10 | 1.00 ± 0.09 | 1.00 ± 0.09 |
| 模型组 | 10 | 2.08 ± 0.10$^{\diamond\diamond}$ | 2.86 ± 0.14$^{\diamond\diamond **}$ |
| 药物组 | 10 | 1.32 ± 0.16$^{\triangle\triangle\circ\circ}$ | 1.70 ± 0.13$^{\triangle\triangle\circ\circ}$ |
| 电针组 | 10 | 1.67 ± 0.14$^{\triangle\triangle}$ | 2.15 ± 0.18$^{\triangle\triangle}$ |

由表 5 – 34 可见：模型组术后 1 天，海马 Bcl – 2 表达较假手术组明显下降（$P < 0.01$）。术后 7 天，与假手术组比较明显增高（$P < 0.01$），并高于术后 1 天（$P < 0.01$）。

经电针治疗 1 天和 7 天后，海马 Bcl – 2 表达均较模型组升高（均 $P < 0.01$），并均较模型 + 喜得镇组高（均

$P < 0.01$）。

经喜得镇治疗 1 天、7 天后，海马 Bcl－2 表达均较模型组升高（均 $P < 0.01$）。

由表 5－35 可见：模型组术后 1 天，海马 Bax 表达较假手术组明显下降（$P < 0.01$）。术后 7 天，与假手术组比较明显增高（$P < 0.01$），并高于术后 1 天（$P < 0.01$）。

经电针治疗 1 天和 7 天后，海马 Bax 表达均较模型组升高（均 $P < 0.01$），并均较模型＋喜得镇组高（均 $P < 0.01$）。

经喜得镇治疗 1 天、7 天后，海马 Bax 表达均较模型组升高（均 $P < 0.01$）。

⑥电针组穴可促进内源性 BDNF 的表达并改善脑内神经元生存环境

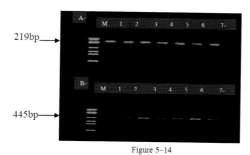

Figure 5–14

In Figure 5–14　reginon A represents the internal reference β-actin, and region B represents BDNF. The bands of M (DNA Marker) from top down in both regions are 100, 250, 500, 750, 1,000 and 2,000bp, respectively; the bands from left to right are M, 1 (sham surgery group), 2 (model group, day 1), 3 (model + electroacupuncture group, day 1), 4 (model + Hydergine group, day 1), 5 (model group, day 7), 6 (model + electroacupuncture group, day 7), and 7 (model + Hydergine group, day 7).

图 5－14　电针组穴的内源性 BDNF 的表达

表 5 -36　四组小鼠海马细胞 BDNF mRNA 表达的比较 $(\bar{x} \pm s; n = 6)$

| 组别 | 1d | 7d |
|------|------|------|
| 假手术组 | 0.351 ± 0.006 | 0.351 ± 0.006 |
| 模型组 | 0.500 ± 0.014◇◇ | 0.542 ± 0.024◇◇ |
| 模型 + 电针组 | 0.581 ± 0.025△△△○○ | 0.642 ± 0.017△△△○○ |
| 模型 + 喜得镇组 | 0.525 ± 0.030 | 0.556 ± 0.021 |

注：与假手术组同期相比，◇$P < 0.05$，◇◇$P < 0.01$

与模型组同期相比，△$P < 0.05$，△△$P < 0.01$

与模型 + 喜得镇组同期相比，○$P < 0.05$，○○$P < 0.01$

由表 5 -36 可见：模型组术后 1 天，海马 BDNF mRNA 较假手术组增高（$P < 0.01$）。术后 7 天，与假手术组比较也增高（$P < 0.01$），并且明显高于术后 1 天（$P < 0.01$）。经电针治疗 1 天和 7 天后，海马 BDNF mRNA 均较模型组显著升高（均 $P < 0.01$），较模型 + 喜得镇组也升高（$P < 0.01$）。经喜得镇治疗 1 天和 7 天后，海马 BDNF mRNA 均较模型组有升高趋势，但无统计学差异（$P > 0.05$）。

### 4. CIRI 小鼠海马组织基因表达谱

CIRI 是一种以氧化应激反应亢进，造成可逆性脑缺血损伤加重或使可逆性脑损伤转化为不可逆行损伤的病理过程，对脑缺血性疾病患者的生命威胁很大。研究表明，细胞凋亡在脑缺血中发挥着重要的作用。它是由基因控制的细胞主动死亡过程，在不同刺激信号的影响下，涉及多个基因表达及相互作用的复杂过程。钙离子作为人体最普遍使用的信号转导因子，在细胞分裂、生长、死亡过程中起着重要作用，而细胞凋亡作为生命的基本现象之一，是调节生物发育和衰老的重要机制。

　　课题组应用基因芯片技术研究了 CIR 小鼠海马组织基因表达谱中信号通路变化。结果 CIR 组与假手术组比较的差异表达基因 1619 条。上调 610 条，下调 1009 条。基因本体论（Gene Ontology，GO）分析涉及到转录调节因子活性负调节、氧化还原酶类活性、酶抑制剂活性等。京都基因与基因组百科全书（KyotoEncyclopedia of Genes and Genomes，KEGG）数据库分析其主要涉及丝裂原活化蛋白激酶（mitogen – activatedprotein kinase，MAPK）信号通路、NOD 样受体（NOD like receptors，NLR）信号通路、细胞周期、代谢通路、氧化还原酶类活性等。

　　课题组进一步研究了电针对 CIR 小鼠海马组织钙离子信号通路基因表达谱的影响。结果 CIR 组与假手术组比较的差异表达基因 242 条，上调 107 条，下调 135 条；电针组与 CIR 组比较的差异表达基因 690 条，上调 315 条，下调 375 条。经过 GO 与 KEGG 数据库功能富集分析其主要涉及钙离子通路（Calcium signaling pathway）和长时程增强（Long – term potentiation），共有 11 个差异基因。经 Real – time qPCR 验证后，有 Atp2a2、Cacna1e、Camk2a、Gnas、Grm1、Rapgef3 这 6 个基因得到验证，且均存在钙离子通路中。表明电针可以通过调控钙离子信号通路抑制 CIR。

# 第六章　小鼠电针刺所需实验用品

## 第一节　毫　针

　　毫针是小鼠实验中常用的针具，对于小鼠身上能针刺的腧穴，均可使用毫针操作。目前制针的原料多以不锈钢为主，这是由于不锈钢材质硬度较强，不易折断且具备一定韧性，方便多种进针角度操作。虽也有用金、银等其他贵金属为制针原料的，但不锈钢针具便如经济实惠，且便于实现一次性使用。

### 一、毫针的结构与规格

#### （一）毫针的结构

　　毫针的结构一般分为 5 个部分。

　　针柄：手持的部分称为针柄，是以铜丝或者铝丝环形缠绕而成，为持针着力的部分。

　　针尾：针柄的末端称为针尾，是整个毫针的最末端，为接电针时电极夹持的位置，也是施温针灸时艾绒放置的部位。

　　针身：针柄与针尖之间称为针身，是进入机体的部分，要求挺直光滑有弹性。

针尖：针的锐利最前端称为针尖，是最先接触皮肤的部位，要求必须尖锐且没有毛刺。

针根：针身与针柄的连接处称为针根。

（二）毫针的规格

毫针的规格主要决定于针身的长短和直径。目前常见的毫针规格如表6－1，6－2。

表6－1　毫针的长度规格

| 寸 | 0.5 | 1.0 | 1.5 | 2.0 | 2.5 | 3.0 | 3.5 | 4.0 | 4.5 | 5 | 6 |
|---|---|---|---|---|---|---|---|---|---|---|---|
| 毫米 | 13 | 25 | 40 | 50 | 65 | 75 | 90 | 100 | 115 | 125 | 150 |

表6－2　毫针的粗细规格

| 号数 | 24 | 26 | 28 | 30 | 32 | 34 | 36 |
|---|---|---|---|---|---|---|---|
| 直径（毫米） | 0.45 | 0.40 | 0.35 | 0.30 | 0.25 | 0.22 | 0.20 |

（三）毫针的选择

在动物实验中，应根据不同物种的体积大小选择适当的毫针型号。对于本次实验动物 KM 小鼠来讲，由于其体积较小，皮下脂肪和肌肉较薄，要保证毫针刺入后不伤及内脏，针具又不会轻易掉落，应选择较细的短针型号，如 Φ0.2×13mm 的毫针。

（四）毫针的检查

为了保证安全和达到消毒标准，一次性的不锈钢毫针，一般使用一次后即废弃。但初次使用的毫针在进针前也要进行相应的检查，以免造成伤害。检查的顺序如下：①针尖部正直不偏、光洁度高，尖中带圆、圆而不钝，形如"松针"，锐利适度；②针身光滑匀称、坚韧富有弹性；③针根牢固无腐蚀和伤痕；④针柄金属丝缠绕均匀不易松脱，连接牢固，粗细适中。

### （五）毫针的保养

对于银质、金质、其他贵重金属所制造的针具或者计划二次利用的不锈钢毫针，在使用过后，要进行严格的消毒（一般采用高压蒸汽灭菌法进行消毒），然后妥善保存。针具可按大小分类，装入不同尺寸的容器中，为了避免针具，特别是针尖，与容器壁产生摩擦，可在针尖处填入适量棉絮作为缓冲物，以保持针尖的锐度。如果针具长时间不使用，应用密封容器把针具密封好，放在干湿度适宜的环境中，防止针身生锈或污染。对于使用过程中针身严重弯曲变形或针尖变钝者，建议废弃。

# 第二节　电针治疗仪

## 一、电针疗法概述

现代电子技术与中医学密切结合，最先进入针灸领域的即是电针治疗仪。当毫针刺入机体腧穴得气后，电针仪所输出的脉冲电流可以模拟行针手法，达到增强治疗或镇痛的效果。同时，其电流的各项参数也会对机体产生不同的生理效应，辅助疾病的治疗。

### （一）电针疗法对机体产生的生理效应

#### 1. 对神经、肌肉系统产生的生理效应

脉冲电流作用于神经、肌肉组织后，能引起神经兴奋性传导加强，致使肌肉发生强烈收缩，促进病变区血液、淋巴液的循环和细胞内外离子的转运，借此起到消

除神经纤维间质水肿，滋养神经组织，缓解血管痉挛，改善神经、肌肉组织的营养状态，促进神经、肌肉功能恢复的良性作用。

**2. 对消化系统产生的生理效应**

电针疗法对消化系统呈双向性生理调节。对于胃肠功能亢进者，电针具有抑制其亢进的作用，而对于胃肠功能呈弛缓性表现者，电针则具有促进胃肠蠕动的作用。

实验结果显示：电针刺激家兔的中脘穴，弱刺激时，可见胃的运动加快；强刺激时，则可产生抑制作用，可见刺激量的强弱不同产生的生理效应是不同的。电针巴氏和海氏小胃狗的足三里穴，可见其胃液分泌增强；电针脾俞、胃俞穴，则对组胺药物所激发的高胃酸状态呈明显的抑制作用。

电针足三里、阳陵泉等穴具有良好的利胆作用，可起到促进胆汁的分泌和排泄的功效，对慢性胆囊炎、胆石症等疾患，都具有较好的疗效。电针丘墟、阳陵泉、日月等穴，于针后 30min，可见胆总管呈明显规律性收缩，迫使胆道造影剂通过奥狄括约肌而进入十二指肠；但电针太冲穴，则对胆汁的分泌具有明显的抑制作用。电针四缝穴，可使胰蛋白酶、胰淀粉酶、胰脂肪酶的含量明显增加。

电针同样可以影响肠管的收缩，电针天枢、上巨虚穴后，1～3min 内可见肠鸣音发生明显变化，增强和减弱效果不统一；于 15～30min 后再次观察，肠鸣音则均呈明显降低表现；停针后过一段时间则又恢复至正常水平。

**3. 对循环系统产生的生理效应**

电针疗法对血压具有双向调节作用。实验结果显示：

对神经源性高血压和神经垂体性高血压的动物模型给予电针刺激内关、合谷、太冲等穴，均能使其血压下降至正常的水平。电针疗法对舒张血管药物所造成的实验性低血压具有明显的升压作用。

电针对家兔实验性（胆固醇性）冠状动脉粥样硬化斑块的形成有一定的抑制作用，可以延缓冠心病的发生、发展。

电针可用于改善微循环障碍，降低心脏的前后负荷，减少心肌耗氧量，有利于缺氧时心肌的能量代谢，提高心肌收缩力，增加心血排出量，使心脏功能得到好转。低频的电流刺激，可使肌肉呈现有节律性的舒缩运动，对血管可起到按摩样的作用，并能通过自主神经调整全身血管的舒缩状态，以此增加对重要脏器的血液供应。因此，电针对脉管炎、冠心病所引起的心绞痛等疾患都具有良好的疗效。

**4. 对血液成分产生的生理效应**

电针疗法对白细胞和血小板计数均呈双向性调节作用。数值偏低时，可使其升高；偏高时，可使其降低，对两者都能使其趋向正常范围。

电针疗法对血液中化学成分具有一定的特异性效应。实验结果显示：电针狗的正中神经与坐骨神经，可使其血液中非蛋白氮、尿素以及肌酐等的含量上升，而尿酸、氨基酸等的含量下降。用电针疗法提高大白鼠的痛域，可见其血中钙离子含量下降，而血磷含量上升。

**5. 对内分泌系统产生的生理效应**

电针疗法对甲状腺功能具有双向良性调节作用。当甲状腺功能低下时，可增强甲状腺的功能；当甲状腺功能亢进时，又可抑制其功能使两者都能趋向于正常范围。

电针疗法可有效调节血糖。实验结果显示：电针家兔的百会穴、狗的正中神经或坐骨神经时，均可见血糖下降征象。电针素髎穴后 20min，可见休克者血糖上升 42%，说明电针疗法对血糖所产生的调节效应是双向的。

电针疗法对肾上腺功能有明显的调节作用。实验结果显示：家兔或大鼠经电针足三里、肾俞穴后，其尿中的 17 - 酮类固醇含量明显增加，肾上腺皮质变厚，细胞体积增大，腺体重量增加；电针家兔或小鼠的正中神经及坐骨神经，均可见肾上腺髓质内的肾上腺素细胞及去甲肾上腺素细胞明显增多，胸体增大，胸浆反应加深；电针家兔的足三里等穴，可见外周血液中的肾上腺含量显著增加。

电针疗法可以对下丘脑 - 垂体所分泌的各种促激素产生影响及调节作用。实验结果显示：电针家兔的坐骨神经后，再抽取家兔的脑脊髓注射于小鼠身上，可见小鼠的排尿量减少 23% ~ 26%，并使其血管的收缩率明显增加。但电针照海穴时，则起到利尿的作用。

### 6. 对呼吸系统产生的生理效应

脉冲电可以通过自主神经的调节作用，松解支气管平滑肌痉挛，改善呼吸道黏膜和肺泡壁的充血、水肿等，对喘息性支气管炎和支气管哮喘都有较好的疗效。实验结果显示：电针动物的素髎、人中、会阴等穴，均可引起呼吸即时性增强，对呼吸暂停起到急救作用。

电针疗法对调整呼吸道的阻力和肺泡的通透性有一定作用。电针合谷、大杼、定喘、外定喘、足三里、列缺等穴，可使通气量的降低迅速得到好转，并趋于正常状态。

## 7. 对免疫系统产生的生理效应

电针疗法可以对机体产生抗炎退热效应。实验结果显示：在大鼠的肩胛区皮下注射 20ml 空气造成气囊，再经同一针孔注射 10% 巴豆油 1.0ml 造成炎症反应，用电针在足三里穴每日刺激 15min，于囊肿形成后的第 3 日和第 8 日，分别检查皮肤坏死情况，发现皮肤坏死率对照组比电针组高、皮肤坏死面积对照组也比电针组大，证明电针可以控制和缩小炎症坏死面积，延缓或防止坏死的发生。

电针疗法对改善淋巴回流，减轻水肿，促进炎症渗出物的吸收有良好的作用。实验结果显示：对家兔耳壳炎症灶的淋巴循环情况进行观察，在致炎后的 10h，向炎症灶远侧端的耳壳缘内注射 40% 胶体银溶液 0.3ml，注射后 20min 进行照相，结果发现，毛细淋巴管显影较好，淋巴管连续呈线状，注射的造影剂可以从局部弥散开来，说明淋巴回流通畅。

电针疗法对炎症性肉芽组织的形成具有一定的调节作用。实验结果显示：对胃溃疡大鼠电针足三里穴，每日 30min，第 8 日后解剖发现，电针组胃溃疡面积比对照组显著缩小。实验提示，电针可以改善损伤局部的血液循环，促进缺损部位的愈合。电针不但能够促进肉芽组织的修复与新生，还能控制或防止肉芽组织的过度增殖，起到良性调整作用。

电针疗法对体温具有双向性调节作用。实验结果显示：对家兔背侧注射伤寒三联疫苗，造成发热，经电针后，可使体温得到下降或抑制体温升高。当给家兔的腹腔注射金黄色葡萄球菌使其体温下降时，电针坐骨神经，可使体温升高或恢复时间提前。

电针疗法对细胞免疫和体液免疫均有促进和调整作用。电针不但可使血液中的杀菌素、补体溶菌酶等非特异性体液免疫物质增加，还可以使体内各类球蛋白－特异性免疫物质含量增高。这是电针抗炎及治疗多种疾病的重要物质基础，通过调整机体内各种不同的免疫物质，使之更趋于稳定和平衡，有利于维持人体的生理功能。

（二）电针疗法的作用机制

**1. 电针过程中电流和电子的作用**

（1）直流电的治疗作用

实验结果显示：0.01mA 的直流电即可产生良好的治疗效果，机制在于以下 4 个方面：①扩张血管，促进局部血液循环：直流电通过皮肤时，可直接促使皮下血管扩张充血，也可通过神经反射间接地引起小血管扩张。在直流电的作用下，电极产生的酸性或碱性电解物可以破坏蛋白质，蛋白质的分解物质可引起局部小血管扩张，从而引起血流速度加快，致使局部皮肤温度升高；②促进局部组织的新陈代谢：由于局部血液循环被加快，阴极下组织中的细胞膜变得疏松，有利于细胞内外物质交流加快，生化产物能尽快得到吸收和排泄，从而促进了组织中的新陈代谢；③抗菌作用：直流电在 0.2～140mA 范围内有明显的抑菌作用，而交流电则无此作用；④加快骨折愈合：直流电能促进局部血液循环增加，使骨细胞的新陈代谢加快，从而加快了骨细胞的生成及神经的生长，因而达到了促进骨折愈合的目的。

（2）低频脉冲电流的治疗作用

脉冲能使运动神经发生兴奋，重复的低频脉冲则可对神经、血管和肌肉等产生治疗作用，分述如下：①兴奋神经－肌肉组织的作用：由于神经－肌肉组织本身的生物电流与低频脉冲电流的频率都在 1000Hz 以下，故低频脉冲电流可通过兴奋神经－肌肉组织而引起肌肉收缩，发挥治疗作用；②镇痛作用：脉冲刺激能兴奋神经粗纤维组织，干扰神经的正常传导功能，抑制神经细纤维的痛觉传导，并在痛觉中枢产生抑制作用，使痛觉不易进入人的意识状态。同时，低频脉冲电流能引发使皮肤感觉舒适的震颤感和肌肉颤动而掩盖疼痛症状，还可通过分泌脑啡肽、内啡肽等镇痛物质来使疼痛得到缓解；③促进血液循环的作用：低频脉冲电流可直接刺激皮肤或通过神经反射引起小血管扩张，致使局部血流量增加，也可引起局部释放扩张血管物质如组胺类等，从而达到扩张血管的目的；④消炎的作用：低频脉冲电流可刺激机体神经－体液系统促进白细胞释放，从而促进毛细血管对出血渗出的吸收和组织的修复，达到镇痛消炎的目的；⑤催眠的作用：低频电流直接作用于人体脑部的睡眠控制区，也能使脑中的有关神经递质增多，进而产生促进睡眠的作用。

（3）中频脉冲电流的治疗作用

中频脉冲电流的治疗作用与低频脉冲电流的作用基本相同，只是中频脉冲电流进入皮下组织更深，疗效更好，不良反应更少。

（4）不同脉冲波形的治疗作用

①尖波：易通过皮肤扩散到组织器官，对运动神经

和肌肉起到兴奋作用，可改善肌肉血液循环和组织营养，提高新陈代谢，促使神经组织再生；②方波：具有止痛消炎、镇静、催眠、解除痉挛，恢复肢体功能，以及止痒、降压等的治疗作用；③正弦波：可用于调节神经肌肉的张力。

（5）不同脉冲波态的治疗作用

①连续波：可以通过加强局部组织的血液循环，加速细胞膜内外离子的转运，改善组织的营养状态；②疏密波：密波能够降低神经的应激功能，先抑制感觉神经，接着对运动神经也能产生抑制作用，具有良好的即时镇痛作用。疏波刺激作用较强，能引起肌肉收缩而产生较强的震颤感，以提高韧带的张力，调节血管舒缩功能，改善血液循环，促进神经肌肉功能的恢复；③断续波：能对机体能产生强烈的震颤感，对神经肌肉的兴奋较疏密波和连续波的作用更强；④锯齿波：可用于刺激膈神经、做人工电动呼吸及抢救呼吸衰竭者。

**2. 电针过程中不同时期的效应**

（1）速效效应：电针的刺激信号传入只有在躯体神经结构和功能完整时才能完成，即电针通过穴位所产生的效应与机体的神经反射和传导有着密切的关系。研究认为，血管、神经干及其分支、游离神经末梢三者及穴位所在部位的主要感受器共同组成了穴位针感的形态学基础。针刺的主要传入通路是支配其相关腧穴的躯体感觉神经，还有一部分交感神经的传入成分参与。电针初期所产生的速效效应，就是因为针刺兴奋了穴位深部的各类感受器，沿着各类神经纤维传到脊髓的相应节段，一方面在与伤害性刺激的传入信息相互作用，进行功能上的整合，经突触前抑制或前馈抑制内脏初级传入的痛信号，可抑制因内脏病变引起的疼痛和病变信号。此即电针初期针刺产生的速效效应的基本过程。

（2）续效效应：电针发挥作用最关键、最重要的时刻是在加电和留针的过程中。此时，电针产生的刺激作用不再停留在脊髓水平，而是沿上行传导路线到达脑的各级水平上，激活与源性痛觉系统相关的结构和中枢神经递质系统，通过轴 – 轴突触或 ENK 调制针刺信息和伤害性刺激信息的相互作用，使伤害性刺激的传入信息受到抑制，从而产生电针的治疗效果，外加 15 ~ 30min 的留针和电流刺激，使此过程较速效效应更加彻底、完全。由此可见，电针的续效作用是通过电刺激、毫针电脉冲刺激而产生振动刺激，经过一定时间留针所产生治疗信息，并通过传入神经和大脑各部位的整合作用，才能达到这样的治疗作用。

（3）后续效应：电针刺激产生的后续效应可以通过体液调节系统在刺激完毕后持续存在，起到治疗修复的作用。神经的反射过程因为引起了体液因素的参与，其调节作用会表现得更加广泛而持久。体液的分泌和调节是与神经系统的调节密不可分的，只是体液的分泌和调节速度要慢于神经系统，作用出现较晚，维持时间较长，是一种迟发的滞后效应。因此，电针过程中神经系统产生的治疗作用较快，产生了速效和续效两种治疗效应，而当电针的机械刺激消失后，正值体液的分泌时期，因而产生了这种后续效应。

综上所述，电针的治疗机制是通过神经 – 体液综合调节作用来实现的，只不过通过神经反射和体液分泌的速度存在差异，故出现了速效、续效和后效 3 个不同的效应过程。

(三) 电针疗法的适应症

凡针灸适应治疗的疾病，均可以使用电针治疗，其适应症涉及各科，且对疼痛性疾病以及瘫痪性疾病的疗效比单纯针灸疗法效果显著，各科适应证如下。

**1. 内科疾病**：①精神、神经系统疾病：面神经麻痹、外伤性截瘫、脑卒中所引起的偏瘫、脊髓灰质炎后遗症；周围神经损伤、中枢或周围性神经感染性疾病、非炎性肌病；抑郁症、强迫症、焦虑症、癔症等；②心血管疾病：血压、心率异常，冠状动脉供血不足引起的心绞痛和雷诺病的肢端小动脉痉挛等；③消化系统疾病：急、慢性胃炎，胃肠神经官能症、消化性溃疡、胃下垂、神经性呕吐、胆囊炎等；④呼吸系统疾病：支气管哮喘、支气管炎、肺气肿、肺炎等。

**2. 外科、骨科疾病**：①外伤性感染、急腹症、手术后并发症；遗尿、尿失禁、尿潴留、肾下垂等；②关节扭伤、肌肉劳损，风湿性关节炎，类风湿关节炎，骨质增生，腰椎间盘突出症、肩关节周围炎、骨折等。

**3. 妇产科疾病**：月经紊乱、功能性子宫出血、闭经、围绝经期综合征、子宫下垂；引产、催产、难产等。

**4. 五官科疾病**：①视神经萎缩、青光眼、弱视、斜视、近视、急性结膜炎、屈光不正等；②耳鸣、中耳炎、咽喉炎、扁桃体炎、鼻炎等。

**5. 皮肤科疾病**：麻疹、湿疹、神经性皮炎、银屑病、带状疱疹，斑秃、寻常疣、皮肤瘙痒症、红斑性肢痛症等。

### （四）电针仪的各项性能指标

**1. 主要技术参数**

（1）脉冲幅度：脉冲幅度又称"波幅"，是指脉冲电流的高度，脉冲电压或电流的最大值与最小值的差，也指它们从一个状态变化到另一个状态的跳动幅度值。在电针治疗仪中，脉冲幅度与电针的刺激强度有着直接的关系。其中电流以 A（安）或 mA（毫安）来表示，电压以 V（伏）或 mV（毫伏）来表示。

（2）脉冲宽度：脉冲宽度又称"脉宽"，是指每个脉冲的持续时间，一般用脉冲幅度 50% 的持续时间为脉冲的宽度。在电针治疗仪中，脉冲宽度决定了电流对机体刺激作用的时间长短，脉冲宽度越宽刺激量就越大。脉冲宽度用 ms（毫秒）来表示。

（3）脉冲周期：脉冲周期是指一个脉冲电流的起点至下一个脉冲电流的起点所用的时间，脉冲周期长则频率慢，脉冲周期短则频率快。

（4）间歇期：间歇期是指没有电流出现的这段时间，即周期与波宽的时间差。

**2. 重复频率**

单位时间内电流次数即为频率。其单位为 Hz（赫兹或赫），也可用"脉冲数/秒"来表示。一般根据电脉冲对神经纤维刺激的生理效应，将脉冲的重复频率分为低频、中频和高频 3 种类型。

（1）低频：1～1000 Hz。每一个脉冲都能使运动神经发生一次兴奋，神经纤维兴奋后就会有一个绝对不应期，这期间给予的刺激是不能引起兴奋的，只有将电脉冲间隔大于神经纤维的绝对不应期，才能再次产生兴奋。这个绝对不应期应该 > 1ms，因此，脉冲间隔只有 > 1ms时，才能产生另一次兴奋，即刺激的低频范围应为1000Hz 以下。

（2）中频：1000 ~ 100000Hz。中频的两个相邻脉冲时间间隔 < 1ms，故运动神经发生一次兴奋后的刺激脉冲只影响神经的兴奋水平，但它有产热的作用。

（3）高频：> 100000Hz。此时每个脉冲宽度已低于使神经纤维发生兴奋的刺激时间阈值，故已失去使神经发生兴奋的刺激作用，只有产热的作用。

**3. 规律脉冲**

规律脉冲是指波形、幅度、频率固定或呈周期性重和规律的脉冲串。常用波组有：连续波、疏密波、断续波、锯齿波等。

（1）连续波：电针治疗仪输出的电脉冲是某一单一固定频率的脉冲序列，它是没有经过调制的脉冲电波。将频率 < 30Hz 的连续波称为"疏波"；将 > 30Hz 的连续波称为"密波"。

（2）疏密波：为疏波和密波的组合波，能克服单一脉冲易使机体神经组织产生适应性的缺点。

（3）断续波：为时断时续的组合波，即将连续波经过矩形脉冲调制后得到的脉冲波序列。

（4）锯齿波：一种脉冲波幅度按锯齿形自动改变的起伏波，每分钟 16 ~ 20 次或 20 ~ 26 次，频率接近呼吸频率。

### 4. 调制脉冲

调制脉冲电，即基本脉冲的频率或峰值受到另一种脉冲的影响而发生某种规律性的变化，调制脉冲电刺激机体，可延长机体对电刺激产生适应的时间。电针治疗仪常见的调制脉冲，可分为调频脉冲和调幅脉冲两大类。调频脉冲是某基本脉冲的重复频率受另一重复频率较低的电信号调制，从而使其重复频率发生规律改变的脉冲。调幅脉冲是使输出幅度发生规律性改变的脉冲。

### 5. 不规律脉冲

输出脉冲的波幅和重复频率时刻发生着变化，其中极不规律的脉冲称为不规律脉冲。部分电针治疗仪利用收音机末极输出的语音、音乐、噪音等作为刺激脉冲来刺激组织，由于这种电流的波幅、频率极不规律，导致机体不易产生适应性，故可使机体组织对脉冲刺激产生适应的时间进一步延长。

### 6. 输出功率

功率是电流和电压的乘积，电针治疗仪的输出功率一般用 mW（毫瓦）计量。输出功率是决定刺激强度最本质的因素，故电针治疗仪输出脉冲的幅度、宽度和频率等都会影响仪器的输出功率。

### 7. 输出阻抗

电针治疗仪是通过输出端与毫针连接机体，通过脉冲电流对组织产生刺激，形成电针治疗仪 – 毫针 – 机体 – 电针治疗仪这样一个并联回路。由于仪器输出脉冲幅度会消耗在仪器本身的输出阻抗上，故电针治疗仪在入载时用仪表测其输出电压很高，与机体接通后，其输出电压就会下降。就一般来讲，仪器的输出阻抗越小，仪器的质量也就越好。此外，机体的不同部位及深度由于电阻值不同，导电时极间电阻对仪器输出电压的分压值也会不同。因此，当电针治疗仪输出强度一定时，不同的机体感受到的刺激度也是有区别的，应用时应根据具体情况来确定其输出强度旋钮度数。

**8. 刺激强度**

电针的刺激强度与电脉冲的频率、幅度和宽度有关，在脉冲频率和宽度固定时，则取决于电脉冲的幅度，通常一般不超过20V（0.2~60V）或2mA，大多在1mA以下。由于对电的耐受性存在着个体差异，故刺激强度要有所区别，一般以中等强度且机体能耐受为宜，过强或过弱的刺激都会影响到疗效。考虑到机体对单调脉冲会产生适应性，故在使用单调电脉冲时，最好随时调节刺激量。

（五）电针仪各项参数的临床意义

电针的参数包括波形、波幅、波宽、频率、强度、时间等，不同的电针参数对机体功能产生不同的效应，其如同针刺手法和药物剂量一样对疗效有着重大的影响。

**1. 频率**

不同频率的电针刺激能促进不同中枢神经递质的释放，对中枢不同水平的体感诱应电位作用也不同，目前认为灵活的变量刺激效果最好。

而用于治疗的不同波形，对机体产生的生理效应也是有区别的。

疏波脉冲：作用于机体时可引起肌肉收缩，提高肌肉韧带的张力，产生强烈的震颤感，调节血管的舒缩能力，改善局部血液循环、促进神经、肌肉的恢复，对神经、肌肉瘫痪的恢复期具有较好的疗效。

密波脉冲：作用于机体时震颤感较弱，具有较好的镇痛作用，但易出现"适应"现象，使其效应逐渐减弱。在电针麻醉时，在切口旁用密波麻醉，对切皮的镇痛效果较好。

疏密波：作用于机体时运力作用较大，治疗时兴奋占优势，能使肌肉产生有节奏的收缩和舒张，促进局部组织的血液循环和淋巴循环，增强组织的营养代谢，加速细胞膜内外的离子转运，改善组织营养。可消除炎性水肿，对某些软组织损伤、腰背筋膜劳损和神经、肌肉萎缩、神经性麻痹等疾病都有一定的疗效。同时，其克服了机体易产生耐受的现象，可在较长时间使用后仍对机体保持较强的刺激作用，常用于电针麻醉。

断续波：作用于机体时产生强烈的震颤感，使机体不易产生适应，其动力作用强，对神经、肌肉具有兴奋作用，尤其对横纹肌具有良好的刺激收缩作用，比前几种参数的刺激波还要强，对脑卒中后遗症、脑炎和脊髓灰质炎后遗症和一些周围神经病变引起的肌肉萎缩性疾病具有较好的疗效。

## 2. 刺激强度

电针的刺激强度主要取决于频率、幅度和宽度，在脉冲频率和宽度一定时，则取决于电脉冲的幅度。实验表明，低强度电针穴位，其镇痛作用表现出局限性，高强度电针，其镇痛作用表现出广泛性。多次强刺激治疗慢性炎症性病变时，较弱刺激的疗效好，且不同强度电针的镇痛机制可能有所区别，故使用时应考虑到具体情况。

### 3. 时间

电针的治疗时间是影响疗效的一个重要因素。研究认为，针刺镇痛以大约 30min 为宜，频率则以 3 日 1 次对慢性神经源性疼痛的治疗效果最好，过频或过疏，疗效均不满意。对于慢性炎症性疼痛的急性期治疗，以每周 2 次最佳，治疗较频会导致炎症局部肿胀加重。故目前应用较多的是每日或隔日治疗 1 次，每次治疗 15～20min，操作者可根据具体的疾病和实验目的进行探索和调整。

### （六）小鼠实验过程中电针仪的使用注意事项

在一般情况下，电针疗法是一种较为安全的治疗方法，有相关实验结果显示：将国产电针仪的皮肤电极放置在大鼠和猫的心前区位置上，并进行脉冲电强刺激 2h，结果均未发现对其心脏有任何的不良反应，这可以说明电针疗法的安全性。但为了保证实验结果的准确性，操作者仍需注意以下问题：

1. 电针治疗前，应严格掌握好适应证和禁忌证，对于电针疗法禁止使用的情况应严格避免。

2. 操作者每次使用电针仪进行治疗之前，都应认真检查电针治疗仪外观及各项功能是否正常。治疗后，须将输出调节旋钮等全部退回 "0" 的位置，随后关闭电源。

3. 操作者应执行无菌操作规程，避免因电针仪治疗而造成的继发感染。由于小鼠皮肤表面都覆盖有毛发，故严格来讲，应在电针前对其进行毛发的剃除，这样一方面便于操作者准确找到需要施针的穴位，同时也便于观察针刺部位的变化，如针具脱落、穴位点出血、皮肤红肿，甚至肢体轻微抽搐等。如果不具备剃除毛发的条件，或者操作者要研究的课题要求保留体表毛发的完整性，也可以使用酒精棉球来进行简单的消毒操作。万一发生感染，出现局部红、肿、皮温升高等现象时，应及时做抗感染处理，以防止炎症扩散。

4. 如果选择的穴位在胸部或者背部时，应首先明确小鼠的解剖结构，内脏的位置，皮层和肌肉的厚度，并采用横刺或斜刺的方式，尽量不用直刺，以避免损伤内脏。

5. 开始电针治疗后，应缓慢调节电流的强度，从弱刺激量开始，密切观察小鼠的反应，尽量让其保持安静。

6. 在调节好电针的频率与强度后，不要离开操作台，应继续密切关注小鼠的状态，因为不能排除某些电针仪会在实验过程中出现电流的波动，造成一过性或逐渐的电流增大，此时操作者可以观察到小鼠强烈扭动身体或者毫针停止跳动，应及时关闭电流重新调节，或者将毫针从皮肤内退出少许。若仍未获效，则应起针后重新刺入。

7. 为了达到好的实验效果，操作者应反复探究小鼠可以接纳的最大安全刺激量。为了让其可以配合针刺，操作者需要对小鼠进行适当的固定，既保证其安静接受治疗，又避免捆绑对其身体造成伤害。

8. 操作者须正确区分正常反应和不良反应。在电针治疗时，应对小鼠的针刺反应进行评估。一般来讲，毫针连接电极之后可见轻微跳动，说明达到一定的刺激量，此时小鼠产生短暂、轻微的躁动反应是正常的，当它适应了就会逐渐安静下来。如果其在实验开始后出现持续躁动不安且不安的反应随时间的延长而加剧，则应视为不良反应，并采取适当的治疗、补救措施。

9. 尽量避免将针尖直接刺激主要的神经干，以免造成神经干损伤。

10. 在左右两侧对称的穴位上使用电针治疗时，如出现一侧感觉过强，可将左右输出电极对换。对换之后，如果感觉强的一侧变弱，弱的一侧变强，则说明这种现象是由于电针仪输出电流的性能所致。如果未出现变化，则提示是由于针刺在不同的解剖位置所引起。

11. 曾做为温针使用过的毫针，其针柄表面会由于氧化作用而致导电不良，这类毫针最好不用，如若使用须将电针仪的输出电极夹在针体上。

12. 在接近重要器官、大血管附近处，不宜使用电针治疗，以防止刺伤内脏和引起大出血。在延髓、心前区附近以及胸、背部穴位处，均应慎用或禁用电针治疗，以免诱发癫痫和引起心跳、呼吸骤停等意外事故的发生。

13. 在使用电针治疗仪过程中，应避免输出线路裸露的电线或电极相互碰撞，以防发生短路。在更换电池时，注意正、负极不可倒置，否则会损坏仪器。

14. 电针仪要妥善保管，避免直接敲打、碰撞和强烈的振动。不要将仪器放置在潮湿和灰尘多的地方，避免其与挥发性、还原性较强的消毒剂以及酸性、碱性物质接触。当长期不使用仪器时，应取出下电池，防止电池内的化学物质溢出而腐蚀仪器零件。

15. 对于体型较小、受孕或身体出现异常情况的小鼠，均不宜行电针疗法。

## 二、常用电针仪介绍

### （一）韩氏多功能电治疗仪

WQ1002 韩氏多功能电治疗仪是由北京大学医学院韩济生教授与北京安隆新技术公司共同研制开发的一款产品。该产品采用电子集成电路，结构小巧玲珑。可发出多种波形的脉冲电流，以达到对不同疾病的最佳治疗效果，适用于各种对电针治疗有效的疾病。

**1. 电针治疗仪的特点**

（1）采用新技术，镇痛效果明显，避免了机体耐受性的产生。

（2）"一机三用"（EA、TENS、SSP 疗法），适应于临床各种疾病。

（3）采用集成电路和小型化元件，具有轻巧、便携、节电的特点。

**2. 各项技术参数**

（1）脉冲输出幅度：针刺应用：$0 \sim 60mA$；体表应用：$55mA$。

（2）脉冲宽度：$3ms$。

（3）频率范围：$2 \sim 100Hz$。

（4）各种脉冲波形：①连续波：$2 \sim 100Hz$，可调节；②簇形波：$15 \sim 100Hz$，可调节；③疏密波：疏波（$2Hz$）和密波（$15 \sim 100Hz$），脉冲串交替出现，每种波形持续 $2.5s$，即每 $5s$ 为一个周期。

（5）电极输出情况：双路，4 电极。双路同步刺激或交替刺激，每对电极的输出持续 $5s$。

（6）电源情况：内置直流 9V 电池（6F22）或外接 220V 民用电源。

### 3. 治疗范围

适用于针灸疗法治疗的各种疾病，对疼痛病证以及神经系统、运动系统的各种疾病有特殊疗效，可用于小鼠电针刺研究。

### 4. 具体操作方法

（1）首先接通电源，见电源红色指示灯闪亮后，确认电针治疗仪主机左上方并列的两个强度旋钮（1NTENSITY）均旋至"0"位置，右上方频率调节旋钮（FR2Q）旋至最低值，左下方波形选择开关置于连续波的位置处。

（2）根据不同的刺激方式，对电针仪主机左侧面的 TENS/ACU 进行选择。若采用针刺通电法，选择 ACU 侧，若选择皮肤电极刺激法，选择 TENS 侧。

（3）针刺通电法：操作者将针灸针刺入穴位后，将两条输出线（101 型）的 4 枚钢夹分别夹在针柄上，另一端与电针治疗仪主机连接。根据疾病或病情的需要，选择适当的波形，调节强度旋钮，直至产生较强的针感，并伴有局部肌肉轻微颤动而无明显疼痛感为适度。

（4）经皮神经电刺激疗法：将两条输出导线（102 型）插入 4 枚导电橡胶电极，在橡胶电极片与皮肤接触处涂抹导电膏或淡盐水，以加强导电作用。采用弹性绷带或胶布将电极固定于治疗穴位上。注意切勿使 4 枚橡胶电极片之间直接接触，以免造成电流短路。

（5）锥形电极穴位刺激疗法（Silver Spike Point Thercopy，SSP）：本法类似经皮神经电刺激疗法，但较其对穴位点刺激更精确，适用于毛发浓密的区域。治疗时，先将穴位皮肤表面涂以导电膏，再将锥形金属电极尖端准确地置于穴位点上固定好。将输出导线（101 型）的一端夹在电极柄上，另一端与电针治疗仪主机相连接。

（6）治疗结束后关闭电源，按顺序逐一取下电极，并将各调节旋钮调至最低。采用针刺治疗者拔出针灸针后用无菌干棉球按压针孔 2～3min，以免针孔处出血；采用电极片治疗者，用温水清洗电极片并擦干。

（7）将电针治疗仪主机及其他附件妥善保存在阴凉干燥处，以备日后使用。

**5. 注意事项**

（1）禁用于埋置有按需式心脏起搏器者，以免诱发心律失常；且在使用胸背和上肢穴位时，同一条输出导线的两个刺激点应选在身体的同侧，不宜跨接心脏使用。

（2）对于心前区、眼区、颈前区的穴位，行电刺激时要慎重，避免高强电刺激。

（3）采用经皮神经电刺激疗法时，若皮肤电极下出现局部皮肤红肿反应，应减少电量或暂停使用该方法。

（4）开始治疗前，要仔细检查各调节旋钮，并调至最低位置。在整个治疗过程中，要逐渐加大电流，切勿先大后小或忽大忽小，致使发生不良反应。

（5）电针仪器使用结束后，宜放于阴凉、通风、干燥处，切勿挤压、摔碰。

（6）若仪器在使用过程中出现故障，要请专业技术人员或送厂家维修，不要自行修理，以致破坏仪器治疗的安全性，引起严重的后果。

## （二）G6805 型电针治疗仪

G6805 型治疗仪分为 G6805 - 1 型及 G6805 - 2 型（带有探穴功能）。该电针仪采用集成电路，体积小，便于携带。

**1. 各项技术指标**

（1）脉冲输出幅度：正脉冲幅度为 50V，负脉冲为 35V。

（2）脉冲宽度：正脉冲波宽为 5ms，负脉冲波宽为 2.5ms。

（3）频率范围：连续波频率为 160 ~ 5000Hz，疏密波和断续波为 14 ~ 26Hz

（4）各种脉冲波形：连续波、疏密波、断续波。

（5）连续工作时间：温度 - 10℃ ~ 35℃ 时，可连续工作 4h。

（6）电源情况：直流电压 1 号电池 4 节 6V；交流电压 200V，频率 50Hz。

（7）外形尺寸：175mm × 130mm × 85mm；仪器重量：950g。

**2. 治疗范围**

适用于针刺麻醉，各类神经麻痹所引起的肢体瘫痪、高血压症、神经肌肉功能的恢复、肌肉劳损性疾患、眩晕、呕吐等，对月经紊乱、哮喘等具有良好疗效，并可用于电兴奋、体表穴位电刺激治疗，G6805 - 2 型增加探穴功能，可作耳穴区、反应点的测定，可用于小鼠电针刺研究。

### 3. 具体操作方法

（1）首先接通电源，确认电针治疗仪各旋钮均旋至"0"位置即最低值，左下方波形选择开关置于连续波的位置处。

（2）仪器共有 5 个并排的旋钮，中间为频率调节，两边的旋钮为调节强度旋钮，其与相应输出插孔相对应，治疗时可根据需求作出调节。

（3）操作者将针灸针刺入穴位后，将输出导线夹夹在针柄上，调节波形及强度，按下定时键，电针仪即开始工作。

（4）治疗完毕，将各种旋钮重新放置至"0"的位置处，关闭电源。并将电针治疗仪主机及其他附件妥善保存在阴凉干燥处，以备日后使用。

### 4. 注意事项

（1）本仪器外壳字样易被擦除，切忌用乙醇及其他化学物质涂抹。

（2）在拔除输出导线的插头时，要握住插头的绝缘体，禁止拉扯导线。

（3）电针仪器使用结束后，宜放于阴凉、通风、干燥处，切勿挤压、摔碰。

（4）若仪器在使用过程中出现故障，要请专业技术人员或送厂家维修，不要自行修理，以致破坏仪器治疗的安全性，引起严重的后果。

### （三）DZ－Ⅱ型电脑针灸仪

DZ－Ⅱ型电脑针灸仪，可以利用电脑模拟高级针灸师针灸时所产生的酸、麻、重、胀、痛等信号规律，产生 200 多组匹配效应信号，并自动、分时地作用于机体组织，用于治疗各种疾病。

**1. 各项技术参数**

（1）DZ－112 型：两路输出，直流两用供电。

（2）DZ－114 型：四路输出，直流两用供电。

（3）频率：50Hz。

（4）直流电压：6～12V。

（5）电源情况：220V。

**2. 治疗范围**

该仪器可用于治疗脑卒中后遗症、面瘫（面神经炎后遗症）、支气管哮喘、肋间神经痛、各种关节炎等，可用于小鼠电针刺研究。

**3. 具体操作方法**

（1）首先接通电源，确认电针治疗仪各旋钮均旋至"0"位置即最低值，并将意欲使用的输出转换开关置于所需要的位置处。

（2）操作者将针灸针刺入穴位后，将输出导线夹夹在针柄上，调节波形及强度，按下定时键，电针仪即开始工作。

（3）治疗时间到后，蜂鸣器即会发出音响，定时灯闪烁，说明治疗到时，此时应关掉计时器。再将能量旋钮调至"0"的位置处，取下电极夹子与毫针，治疗结束。

（4）一部仪器上的几路输出导线可以均与针具联用，施治于实验动物。也可以在一只实验动物身上，一部分用针具，另一部分用电极片，此时应先调好电极片的电量，再施加针刺通电治疗。治疗完毕，先拔出针具，再除去电极片。

（5）单独使用电极片治疗时，先用1层或2层与电极片大小相似的湿纱布铺在穴位上，再将电极压住湿纱布，并用纱布或胶布将电极片固定好后，即可开机施治。

**4. 注意事项**

（1）电极之间不能相互直接接触，以免产生危险。

（2）使用仪器时，能量旋钮应缓慢地从小至大逐渐调节，以免产生不必要的痛苦。

（3）电针仪器使用结束后，宜放于阴凉、通风、干燥处，切勿挤压、摔碰。

（4）若仪器在使用过程中出现故障，要请专业技术人员或送厂家维修，不要自行修理，以致破坏仪器治疗的安全性，引起严重的后果。

（四）ZYZ–20GZI 型高性能针灸治疗仪

ZYZ–20GZI 型高性能针灸治疗仪为短形脉冲输出装置，有自动定时控制及防止误操作的安全启动功能，5路输出，并互不干扰，增加了工作效率。

**1. 各项技术参数**

（1）输出特性：连续波：频率2～100Hz，脉冲宽度3ms，脉冲幅度0～50V。断续波：频率2～100Hz，脉冲宽度3ms，脉冲幅度0～50V。疏密波：密波12～100Hs，脉冲宽度2ms；疏波4～33Hz，脉冲宽度6ms。疏密波脉冲幅度0～50V。

（2）电源、电压：直流电压：6节2号电池；交流电压：220/110V，50/60Hz。

（3）仪器质量：1600g；外形尺寸：250mm × 170mm × 100mm。

**2. 治疗范围**

该仪器治疗适用于各种疼痛，精神、神经性疾病，运动系统疾病，肢体瘫痪等，可用于小鼠电针刺研究。

**3. 具体操作方法**

（1）治疗前，5路输出旋钮应全部置于"OFF"的位置处。

（2）操作者将针灸针刺入穴位后，将输出导线夹夹在针柄上，通电，根据需要选择波型和强度，开始治疗。

（3）治疗结束后，将输出旋钮全部置于"OFF"位置，关闭电源。

**4. 注意事项**

（1）仪器使用前，应仔细检查各个旋钮是否处于"OFF"位置。

（2）使用交流电供电时，使用完毕后必须切断电源，以防发生危险。

（3）电针仪器使用结束后，宜放于阴凉、通风、干燥处，切勿挤压、摔碰。

（4）若仪器在使用过程中出现故障，要请专业技术人员或送厂家维修，不要自行修理，以致破坏仪器治疗的安全性，引起严重的后果。

（五）KWD-808全能脉冲电疗仪

KWD-808全能脉冲电疗仪是运用现代电子技术制成的一种脉冲电疗仪，具有针灸、按摩、脉冲磁疗、穴位探测等多种功能。

**1. 各项技术指标**

（1）脉冲波形：连续波、疏密波、断续波、起伏波、呼吸波。

（2）频率：0～100Hz，可调，峰压＞80V。

（3）电源：6节2号电池，或直流变压器9V。

**2. 治疗范围**

该仪器能舒筋活络，通利关节，改善血液循环，活血化瘀，解痉镇痛，可用于治疗三叉神经痛、坐骨神经痛、落枕、肩部疼痛、阳痿等多种病证，可用于小鼠电针刺研究。

**3. 具体操作方法**

（1）电针：根据病情准确选择穴位，刺入毫针并使其得气，将导联线的一端连接电针仪，另一端夹在毫针的针柄上，打开仪器开关旋钮并定时，然后缓缓调节刺激强度，至适宜为度，即可开始治疗。

（2）按摩：将按摩导联线的一端带有按摩器极系于患处或穴位，另一端插入脉冲电针仪，打开旋钮开关，设定治疗时间，调节适当的刺激量，开始治疗。

（3）脉冲磁疗：将带有磁片的一端紧贴于疼痛处或穴位上，打开电针仪开关并定时，缓慢调节脉冲刺激强度后即可开始治疗。

**4. 注意事项**

（1）该仪器的功能较多，应用时应有所选择。

（2）应防止针夹、导线相接触，以免引发短路。

（3）电针仪器使用结束后，宜放于阴凉、通风、干燥处，切勿挤压、摔碰。

（4）若仪器在使用过程中出现故障，要请专业技术人员或送厂家维修，不要自行修理，以致破坏仪器治疗的安全性，引起严重的后果。

（六）DG－1 型治疗仪

DG－1 型治疗仪具有多路输出线路，并采用独立变压器，使其相互间不产生严重影响。输出回路中采用"分开""分串"开关，以增加输出强度；铅板电极采用大板极形式，以提高临床疗效。

**1. 各项技术参数**

（1）电源、电压：交流电：220V，50Hz；直流电：6V。

（2）输出波形：正负相针形脉冲的连续波、疏密波、断续波。

（3）频率：连续波：4～100 次/s；高端：100 次/s；疏密波、断续波：26 次/min。

（4）脉冲宽度：0.5ms。

（5）输出电压：正脉冲＞40V；负脉冲＞25V；串电压≥60V；并电压≤60V。

（6）外形尺寸：220mm×183mm×90mm。

（7）仪器质量：约 650g。

**2. 治疗范围**

该仪器适用于头痛、脑卒中、肩关节周围炎、腰椎退行性病变、坐骨神经痛、三叉神经痛、膝关节酸痛、肌肉萎缩、肢体活动不利等病证的治疗，可用于小鼠电针刺研究。

**3. 具体操作方法**

（1）夹针电极的使用

①根据病情准确选择穴位，刺入毫针并使其得气。

②将仪器各旋钮置于起始端，"分并""分串"开关

均置于"分"的位置处，"A""B"频率电位器均应置于起始端。

③将电极插头插入输出端，夹子夹在针柄上。打开电源开关，根据需要选择适当的波形。

④缓缓转动旋钮，增加输出强度，至适宜的位置为止。根据病情需要适当留针 15～30min。

⑤治疗结束后，输出强度旋钮旋回起始处，并关掉电源，取下针夹。

（2）铅板电极的使用

①根据病情准确选择穴位，将浸湿的 0.9% 氯化钠溶液（生理盐水）的铅板电极紧贴于穴位皮肤上。

②打开电源开关，选择适宜的波形。

③缓缓转动旋钮，增加输出强度，以适宜为度。若输出强度不够，可以使用"分并"开关。

④治疗结束后，退回输出强度，电位器至起始端，关掉电源开关，取下铅板电极。

**4. 注意事项**

（1）每次使用仪器前，应检查各旋钮是否置于正常位置，不使用的旋钮应置于"0"的位置处。

（2）使用结束后，要及时关闭电源，各调节旋钮处于起始位置，拨动开关处于"分"的位置处。

（3）电针仪器使用结束后，宜放于阴凉、通风、干燥处，切勿挤压、摔碰。

（4）若仪器在使用过程中出现故障，要请专业技术人员或送厂家维修，不要自行修理，以致破坏仪器治疗的安全性，引起严重的后果。

（七）SDZ－Ⅱ型电子针疗仪

SDZ－Ⅱ型电子针疗仪是在传统 SDZ 系列电子针疗仪的基础之上，综合同类产品的优势，集现代微电脑高新技术及传统中医经络理论于一体的新一代电子针疗新仪器，具有电针治疗、模拟人工按摩和探穴的功能。

**1. 各项技术参数**

（1）波形：非对称双向脉冲波，分连续波、断续波和疏密波。

（2）频率：连续波：频率 1～100Hz。断续波：1～100Hz；断波时间为 10s，续波时间为 30s。疏密波：疏波频率是密波频率的 1/5，密波频率为 5～100Hz，疏波时间为 10s，密波时间为 15s。

（3）输出脉冲频率允许误差：15%。

（4）脉冲幅度：0～50V。

（5）脉冲宽度：≥1ms。

（6）电源、电压：DC9V（CR14，UMZ）。

（7）仪器体积：260mm×190mm×110mm。

（8）仪器质量：1000g。

**2. 治疗范围**

该仪器适用范围较为广泛，对于偏头痛、三叉神经痛、肩周炎、扭挫伤、肌肉劳损、腹痛均有较好的疗效，可用于小鼠电针刺研究。

**3. 具体操作方法**

电针及人工按摩：开始治疗前，应将 2 路输出强度滑动电位器调至最小的位置处，并将开关拨至电针端。并机后，先将波型调节至连续波，调节频率至适当位置，将电极正极置于穴位或痛点上，负极置于在离正极 3cm 或相同的病侧穴位上，用胶布将其固定扣住，逐步调节输出强度，调至适宜为度，治疗时间为 10～15min，每日 1 次，7～10 日为 1 个疗程。

**4. 注意事项**

（1）电针仪器使用结束后，宜放于阴凉、通风、干燥处，切勿挤压、摔碰。

（2）若仪器在使用过程中出现故障，要请专业技术人员或送厂家维修，不要自行修理，以致破坏仪器治疗的安全性，引起严重的后果。

（八）WQ-6F 型电针仪

WQ-6F 型电针仪是一款多用途低频电子脉冲治疗仪。可以用于针刺治疗、针刺麻醉、无针穴位治疗，经络敏感测定以及生理实验等。该仪器可输出 8 种脉冲列波形。每种波形和频率分成两档连续可调，任意组合。其工作稳定，耗电量小，仪器各路输出互不干扰，输出端可结成"并""串"，以加强刺激，满足不同的要求。

**1. 各项技术参数**

（1）脉冲波形：非对称双向脉冲。

（2）脉冲频率及宽度：分 A、B 两组。①倍率（M）：×10，×1。②频率（Hz）：0～200、0～20、0～200。③宽度（ms）：0.7、0.5、0.25。频率误差为额定最高频率的15%，前置脉冲宽度为额定位的30%。

（3）脉冲幅度：≥10V。

（4）脉冲列波形：连续波、疏密波、间断波、起伏波、正锯齿、反锯齿、密起伏波、疏起伏波共 8 种。

（5）输出：A组为1、2、3、4路，其中1、2路或者3、4路并成一种输出，B组为5、6、7路，3路可串成1路做治疗。

（6）电源：直流电4.5V（3节1号电池）。

（7）外形尺寸：235mm×170mm×75mm。

**2. 治疗范围**

该电针仪除适用于常见病常规电针治疗外，还可用于针刺麻醉、经络敏感测定、生理实验及动物按穴治疗，可用于小鼠电针刺研究。

**3. 具体操作方法**

（1）刺激波形的调节：①波幅宽度：有开关选择（CA）和调幅（AM）两种方式。②频率由以下开关及旋钮控制：固定频率：F1；变动频率：F2；倍率：M。A、B两组的倍率共有×1，×10两档。在A、B两组分别工作时，可获得8种波形。可以使用Fat调节两种频率交替工作波形的交替快慢。

（2）针刺治疗及针刺麻醉

将"幅度"旋钮置于"0"位置，各输出控制开关置于工作位置。按需要置幅度开关于"高"或"低"侧，"低"为"高"的1/3。将输出导线插入插孔（1～7），用夹子夹牢针柄。调节波形及频率，接通电源，调节"幅度"至合适位置。

（3）无针按穴治疗

采用无针按穴治疗电极，将电极杯内填满浸透盐水的药棉，电极置于相应穴位上，置"幅度"开关于"高"侧。施以弱刺激时，其操作方法与"针刺治疗及针刺麻醉"相同；施以强刺激时，将开关拨向5＋6＋7

侧，定时幅度由 3 路共同调节。

### 4. 注意事项

（1）在使用该仪器治疗时，不得同时使用高频治疗仪、短波或微波等治疗设备。

（2）附件中的电兴奋电极等，可以采用酒精消毒。

（3）要避免治疗仪输出端短路，暂不使用的旋钮一律置于"0"位。使用完毕，应切断电源。

（4）禁止使用任何形式的外接电源，必须使用电池（直流 4.5V，1 号电池 3 节）。如在 2 周内不再使用仪器，必须将电池取出。

（5）在正常工作及储存运输条件下，仪器工作环境温度范围：5℃ ～ 40℃；仪器储存环境温度 – 10℃ ～ 40℃，仪器相对湿度范围：＜80%。

（6）电针仪器使用结束后，宜放于阴凉、通风、干燥处，切勿挤压、摔碰。

（7）若仪器在使用过程中出现故障，要请专业技术人员或送厂家维修，不要自行修理，以致破坏仪器治疗的安全性，引起严重的后果。

### （九）WZ–1 型温针灸仪

WZ–1 型温针灸仪，具有温针、温灸和药灸等多种功能，适用于治疗多种疾病。

### 1. 各项技术参数

（1）电源：交流电 220V。

（2）频率：50Hz。

（3）加热时间：60min。

（4）外形尺寸：180mm × 146mm × 68mm。

（5）仪器重量：＜2000g。

**2. 治疗范围**

该仪器可用于中医学所指的"虚寒证"所引起的各种症状及慢性疾患。

**3. 具体操作方法**

（1）接通电源，按所需时间设定定时器，此时指示灯亮起，表示线路接通。

（2）根据病情选好针刺穴位，将毫针刺入，获得针感。

（3）温针柱治疗：将温针柱接到毫针柄上，为使升温加快，可将温度控制旋钮调至稍大的刻度上，稍过片刻再调至感觉适宜为度。温针柱加热器要距离皮肤表面1cm左右，以免造成皮肤烫伤。

（4）温灸片治疗：用数层纱布或药液浸湿的纱布，包好温灸片后放置于需要灸的穴位上，再用胶布固定好，控制到适宜的温度。

（5）药灸盆治疗：将药末调成糊状或用药液浸湿的纱布平铺于盆底，盖上盖子，置于需灸的穴位上，温度控制要适宜。

**4. 注意事项**

（1）使用温针柱时，需先使毫针得气，再将温针柱连接上。

（2）使用温灸片或药灸盆时，应注意调至适宜的温度，以免烫伤。

（十）DRZ－1型电热针

DRZ－1型电热针，是根据中医经络理论以及针灸学中的"淬刺"学说，结合现代电子技术研制成的一种仪器。它将产生的热量，通过针具渗透到穴位或肿瘤的局部组织，到达治疗疾病的目的。

**1. 各项技术参数**

（1）特殊针具的尖部温度：37℃～700℃

（2）电源：交流电 220V。

（3）频率：50Hz。

（4）工作电流：40～260mA。

（5）功耗：45W。

（6）持续工作时间：4h。

（7）环境温度：0℃～40℃。

（8）外形尺寸：330mm×220mm×100（75）mm。

（9）仪器质量：6000g。

**2. 治疗范围**

适用于中医学中的"虚寒证"、各种痛症，风湿类疾病，甲状腺囊肿，浅表性肿瘤等疾病的治疗。

**3. 具体操作方法**

（1）操作者按照具体疾病辨证选穴，针刺使之得气。某些疾病，如浅表肿块，可刺在病变部位的周围处。

（2）将仪器的输出调节旋钮调节至最小位置处，按下分路电流检测开关最左边的一档。

（3）将各路输出线路与针柄连接，该仪器的输出线路用色块来表示，分路电流检测开关正面的色块和输出调节电位器上面的色块相同表示为同一路。

（4）打开开关，此时红色指示灯亮起。

（5）调节各路输出电流，先按下分路电流检测开关，缓慢调节对应调节旋钮，以产生温热感，但无刺痛感为度。

（6）当调节第 2 路（或第 2 支针时），应先按一下分路检测开关最左边的一档（复位键），使第 1 路的电流检测按键复位；再按第 2 路分路电流检测开关，再按上述调节方法进行。

### 4. 注意事项

（1）在使用过程中，当要将分路电流检测开关之间进行转换时，都必须先按复位键。

（2）当针具刺入穴位，线路接通后，如无温热感觉，应注意仔细检查，查明不发热的确切原因，切勿一再加温，以免烫伤。

（3）电针仪器使用结束后，宜放于阴凉、通风、干燥处，切勿挤压、摔碰。

（4）若仪器在使用过程中出现故障，要请专业技术人员或送厂家维修，不要自行修理，以致破坏仪器治疗的安全性，引起严重的后果。

## （十一）针刺手法仪

针刺手法仪可模仿传统的针灸手法，行针过程均匀，可保持较长时间的针感，随意调节针刺频率，达到良好的针刺治疗效果，对针刺麻醉研究及针刺手法研究具有实际价值。

### 1. 各项技术参数

（1）频率：0～30 次/min。

（2）捻转角度：0℃～360℃。

（3）提插幅度：0～1cm。

（4）电源：交流电 220V。

（5）频率：50Hz。

**2. 治疗范围**

适用于各种外科手术的针刺麻醉，如胃切除、肺切除、甲状腺手术、子宫切除等，也可应用于针刺治疗，如三叉神经痛、坐骨神经痛、痛经等，具有很好的镇痛效果。

**3. 具体操作方法**

（1）操作者根据患者具体病情选取应用的穴位，皮肤常规消毒后，刺入毫针，并使之得气。

（2）将仪器导联线与毫针针柄相连接，打开电源开关，调节适宜的刺激量，按下定时器按钮，即开始工作。

（3）治疗结束后，先将捻转、提插键调至"0"位置，然后取下导线及毫针，关闭电源。

**4. 注意事项**

（1）治疗时，调节刺激强度要逐渐增加，不要突然增加过快，以免使肌肉突然发生痉挛，造成弯针及疼痛不适。

（2）在通电状态下，要注意该仪器的电极之间不要直接相碰，以免损坏。

（3）电针仪器使用结束后，宜放于阴凉、通风、干燥处，切勿挤压、摔碰。

（4）若仪器在使用过程中出现故障，要请专业技术人员或送厂家维修，不要自行修理，以致破坏仪器治疗的安全性，引起严重的后果。

（十二）开阖枢治疗仪

开阖枢治疗仪是以调整机体开阖枢阴阳气机平衡为

原理，用于进行治疗的一种仪器。该仪器具有按阴阳消长的规律变化，8组信号输出，即震、兑、乾、离、艮、坤、坎、巽8路电信号输出。此8路电信号能任意组合，循环次数可任意选择，能反映阴阳变化，体现"阳九""阴六"和初、中、上各种状态，体现轻、中、重的量感。

**1. 各项技术参数**

（1）仪器具有供电温针增温用的电信号输出，并具有定时装置，定时范围0～60min。

（2）工作环境：温度为10℃～40℃，相对湿度＜80%的环境下，连续工作4h。

（3）电源：220V。频率50Hz，功耗＜40W。

（4）外形尺寸：370mm×350mm×180mm。

（5）仪器质量：约10kg。

**2. 治疗范围**

该仪器具有升降气机，调节阴阳的作用。可用于治疗外感病、眩晕、头痛、腹痛等病证的治疗。

**3. 具体操作方法**

（1）治疗前，检查各输出导线是否完好无损，各输出量调整旋钮置于"0"的位置。

（2）操作者根据具体病情作出明确诊断，进行针刺，得气后将仪器的8路输出导联线连接在穴位上。调整疾病所需的循环组数和循环次序。

（3）接通电源，打开"启动"按钮，观察指示灯，看循环次序和组数是否符合操作需求。再依次调整各组的输出量，直至感觉合适的位置。

（4）将定时器开关调至规定的治疗时间。

（5）治疗时间到时，定时器即发出提示响声，将其旋至"关"的位置，再依次将各条导线的输出量旋至"0"位后，关断电源，取下导联线和毫针。

### 4. 注意事项

（1）该仪器主要用于调整机体的阴阳平衡，故要求操作者需掌握开阖阴阳气机的活动规律，才能较好地使用好该仪器，以取得最佳疗效。

（2）在整个治疗过程中，由于各经穴的阴阳关系受到调整，故各经穴的感受量可能会发生改变，操作者应根据患者的要求随时加以调整。

（3）电针仪器使用结束后，宜放于阴凉、通风、干燥处，切勿挤压、摔碰。

（4）若仪器在使用过程中出现故障，要请专业技术人员或送厂家维修，不要自行修理，以致破坏仪器治疗的安全性，引起严重的后果。

## 第三节　辅助用品

表 6 - 3　辅助用品表

| 名称 | 应用 |
| --- | --- |
| 100mm 直剪 | 用于剪切医用橡皮膏 |
| 125mm 弯头小号止血钳 | 用于小鼠局部出血后的止血 |
| 单头医用棉签 | 用于小鼠针刺前局部消毒和出针时局部按压 |
| 医用干棉球 | 用于小鼠局部出血后的止血 |
| 125mm 棉球镊子 | 用于夹取医用干棉球 |
| 160mm 牙镊 | 用于夹取和拆除医用橡皮膏 |

| 名称 | 应用 |
| --- | --- |
| 医用橡皮膏 | 用于小鼠针刺时的固定 |
| 硬纸板或操作台 | 作为小鼠针刺时的载体 |
| 明胶海绵 | 用于小鼠大量出血后的止血 |
| 黑色记号笔 | 用于区别未针刺和已针刺的小鼠 |
| 可调光照明台灯 | 便于操作者对小鼠进行观察 |
| 碘伏 500ml 装 | 用于小鼠针刺前局部消毒 |
| 75% 医用乙醇 500ml 装 | 用于小鼠针刺前局部消毒 |

# 第七章　小鼠的固定与松绑

## 第一节　小鼠的抓取和固定

小鼠的体积较小，性格温顺，一般不会咬人。但本次实验使用的是雄性 KM 小鼠，雄性小鼠在体重 35g 左右时已经到达性成熟时期，具有一定的攻击性，且由于实验条件的限制，须将 4~5 只小鼠放入同一鼠笼饲养，导致了小鼠的进攻性相对较强，需要引起操作者的注意。

### 一、小鼠的抓取

抓取小鼠时，一般先用右手将小鼠尾巴提起，使其置于鼠笼之上，待其前肢抓住鼠笼后，将其尾部向后拉，可使小鼠的身体尽量伸直。一般情况下，当操作者提拉小鼠的尾部时，小鼠会由于害怕而尽可能地向前爬行，不会向后或回头撕咬操作者，故此时可放心用左手的拇指和食指捏住小鼠双耳后的颈部皮肤来固定小鼠的头部。在抓牢小鼠后，将鼠体置于左手掌心中，以小指按住鼠尾，到此抓取的动作就完成了。

抓捏的时候，要注意掌握力度，由于小鼠的颈部皮肤较松，为了将小鼠抓紧，通常要尽量大面积的捏住皮肤，否则小鼠有可能转动头部咬伤操作者。但是在此实验中，对于前期已进行缺血再灌注造模手术的小鼠，其颈部缝合不超过24h，抓捏过紧会导致颈部的伤口裂开、出血，甚至窒息死亡，故应掌握力度，在以不破坏小鼠伤口的情况下尽量抓紧即可。

## 二、小鼠的固定

由于小鼠的固定是为了针刺，故合理暴露针刺部位，是选取固定方法的主要原则。小鼠的针刺穴位不同，应采取的体位也应有所差别，总体来讲，一般用到的体位有以下两类。

**1. 仰卧位**：即将小鼠做面朝上的固定，此种体位主要暴露了小鼠的颈部、胸部、腹部，可以进行颈、胸、腹、四肢和胁肋部穴位的针刺。

**2. 俯卧位**：即将小鼠做面朝下的固定，此种体位主要暴露了小鼠的项部、背部，可以进行头部、项背、四肢和胁肋部穴位的针刺。

针对 CIR 小鼠针刺选取的穴位，肾俞、膈俞和百会分布在背部和头部，应采取俯卧体位固定。固定方法：先将医用胶布剪成长条状，抓取小鼠后，以折叠捆绑法先缠绕小鼠的两侧上肢，并向左右牵拉将两上肢固定在硬纸板或操作台上，再用医用胶布缠绕两后肢，向左右两侧牵拉将后肢加以固定即可。注意小鼠的头部不予固定，并尽量将四肢展平，防止电针时小鼠挣扎影响疗效。

## 三、固定的技术关键

技术关键：①对于绑扎用品，曾经做过多种尝试。譬如橡皮筋、线绳等，在造模时动物是麻醉状态，虽然

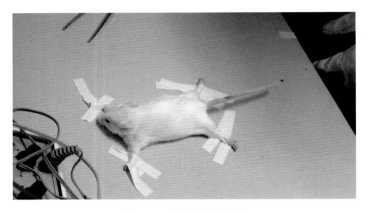

图 7 - 1　鼠针刺前固定

不挣扎，但是时间较长，等到解缚时，因为紧扎缺血，往往小鼠的脚爪已经变成深紫色，甚至有的小鼠在后面的时间内脚趾发生缺血坏死。即便不发生坏死，也相当于肢体缺血造模了，对 CIR 造模结果肯定会有影响。电针刺是在小鼠清醒状态下进行，绑扎稍松一点小鼠就会挣脱，绑扎紧了，橡皮筋或线绳绑扎造成的结果会比麻醉状态更严重。我们也尝试过用铁丝网、深色布袋等固定，但都因为小鼠会转身活动而放弃。最后发现医用橡皮膏绑扎最好，因为在绑的同时，会粘住腿上的皮毛，从而增加了摩擦，能比较好地固定住，又不至于太紧。②绑扎方式：捆绑小鼠的时候不能直接按压绑扎在平台上，因为这样小鼠极其容易挣脱。必须采用折叠捆绑法：即取胶布一端环绕小鼠肢端一周，与胶布体粘合，然后将另一端粘贴在平台上。③注意事项：固定时应尽量把小鼠的四肢展开，可较好控制它的身体活动。建议先绑前肢，这样会限制住小鼠的头部活动。

如果先绑后肢，小鼠常常会扭回头咬伤操作者。

## 第二节　小鼠的松绑

### 一、小鼠的松绑

电针刺后，应立即取下电极，取出毫针，将捆绑于小鼠四肢的胶布解除。

### 二、松绑的技术关键

技术关键：①固定时采用的折叠捆绑法有效地防止了小鼠挣脱，但是也极大的增加了解除捆绑的难度。为了提高解除效率，在绑扎时，注意环绕小鼠肢端一周的胶布在与胶布体粘合时，要预留出胶布的尾端正向游离或斜向游离，这样在解除时会有一个抓手。②借助牙镊：用牙镊钳住橡皮膏的游离端，会很方便地摘掉橡皮膏，同时避免可能发生的动物咬伤。

# 第八章 小鼠电针刺操作方法

## 第一节 基本功练习

在针刺过程中，小鼠会因为针刺产生的疼痛扭动身体，使肌肉收缩，引起针刺穴位偏离、针具脱落、弯针甚至断针的不良后果。故掌握正确的针刺手法对针刺实验有着重要的意义。熟练的操作者进针速度快且产生的疼痛少，操作手法准确轻巧，这都需要长时间的基本功练习方能达到，故在此介绍指力和手法的练习方法如下：

### 一、纸片练习法

即利用纸片练习针刺基本功的方法。此法主要用于训练手指的力度，以保证进针的速度。具体方法：利用旧报纸、旧书本等致密纸片，悬挂在墙面上，高度与肩平齐，右手拇、食、中三指持针，针尖方向与纸片垂直，力道由弱到强地做捻转进针与捻转出针，反复多次。最初练习时，可用 10 层纸片，并随练习的时日增多而逐渐递增，例如一天增加 1~2 片，至最后到达 40 片的厚度，即可将 6cm 的长针轻巧的捻转进入即可。每日练习时间因人而异，一般 20min 即可。

## 二、棉球练习法

即利用棉球练习针刺基本功的方法。此法主要用于训练手指的灵活度，以保证运针手法的安全与顺畅。具体方法：取棉花一团，用线绳在其外围稍加捆绑，使其内部松软而不至散乱，外部用白色纱布包围，做成直径6cm左右的圆球。以各种持针手法做进针、出针、提插捻转等运针方法均可，重点是操作时要训练手下的感觉，明辨进针的深度、针刺的方位，手下的力度等，练习的时间次数不限定，手感越强越好。

## 三、实体练习法

即利用实验动物本体练习针刺手法的方法。此法主要用于提高操作者对实体穴位与体感的熟悉轻度，以保证真正操作时的准确与安全。具体方法：在固定实验动物之后，按照治疗程序先对针刺部位进行消毒，然后试针。注意在试针过程中，熟悉其体格特点、肌肉的薄厚，并仔细观察实验动机在针刺过程中的反应，来判断进针的位置、角度和深度是否正确，为正式实验打下基础。

# 第二节　操作前准备

## 一、消毒与灭菌

### （一）小鼠针刺部位的消毒

小鼠穴位局部剪毛后，先以2%的碘酊棉球消毒，再用 75% 的酒精棉球脱碘。

### （二）针具器械的消毒

针对非一次性使用的毫针，辅助金属工具如牙镊的消毒：①高压蒸汽灭菌法：98～147kpa，115℃～123℃，30min；②药液浸泡消毒法：75% 酒精浸泡 30min 以上；③煮沸消毒法：水沸后再煮 30min。

### （三）术者手的消毒

针刺之前，操作者的双手应先使用肥皂水和清洁刷刷洗干净再用 75% 酒精棉球反复擦拭，方可开始操作。

### （四）操作环境的消毒

实验环境应定期消毒净化。本实验应用的动物为 SPF 级清洁小鼠，实验室要求最好使用同级别实验室。如不能做到应用相当级别的实验室，也应注意在实验前用酒精擦拭操作台、储物台、传递工具、实验仪器等，穿着灭菌的工作服，佩戴帽子、手套、鞋套、口罩等消毒过的防护措施，为实验营造无菌的环境。

### 二、针刺前用具的检查

在正式实验前，需要对实验所需的用品逐一进行检查，以确保实验过程的安全和流畅。检查的项目应包括：①针具是否备齐；②毫针型号是否正确、有无损坏；③电针仪运作是否正常；④实验操作环境是否消毒合格；⑤小鼠的精神状态是否适合针刺；⑥实验操作台上的物品摆放是否便于取用等。检查合格后，即可开始针刺操作。

# 第三节　常用针刺操作手法

## 一、押手法

针刺时习惯上多以左手切穴，右手持针，故持针的手称刺手，切穴的手称押（压）手或切手。押手作用有4个：①固定穴位，避免在进针时移位；②辅助进针，防止针体弯颤，使针能顺利而正确地刺入穴位；③减轻进针时的疼痛感；④调宣气血，提高疗效。此外，起针后用押手揉按穴孔，能宣散气血，消除针后不适之感。应用时由于穴位所在部位的不同，押按方法也不尽相同。

### 1. 指切押手法

操作方法：用左手拇指尖切押穴位及近旁皮肤，右手持针，使针尖沿押手拇指甲前缘刺入穴位。

应用：适用于短针的进针，应用较广。有减轻针刺疼痛，辅助准确取穴的作用。

### 2. 骈指押手法

操作方法：用左手拇指、食指夹捏棉球，裹住针体，按在穴位处，右手持针柄，当左手夹针下押时，右手顺势将针刺入。也可用左手拇指、食指捏住针尖，中指抵按在穴位上，右手持针柄，当两手同时用力时，左手中指屈曲进针。

应用：适用于细长的毫针进针，因两手同时用力，可防止针尖摆动和针体弯曲，有利于进针。

**3. 舒张押手法**

操作方法：用押手的拇指、食指或食指、中指贴按在穴位的皮肤上，并向两侧撑开，使穴位皮肤绷紧，以利进针。

应用：适用于皮肤松弛或不易固定的穴位。

**4. 提捏押手法**

操作方法：用押手的拇指、食指把穴位的皮肤捏起，右手持针，使针体从捏起部的上端或侧面刺入穴位。

应用：适用于长针进针和针刺头部或皮肤薄、穴位浅的部位。

二、持针法

（一）单手持针法

**1. 两指持针法**

操作方法：用拇指和食指指端拿捏针柄的进针手法。

应用：用于持短小的针具。

**2. 三指持针法**

操作方法：用拇指、食指捏持针柄，中指在食指侧下端扶持针身的进针手法。

应用：适用于操作较长的针具

**3. 四指持针法**

操作方法：用拇指、食指和中指夹持针柄，无名指抵住针身的进针手法。

应用：适用于长针的操作，利用无名指抵住针身，可防止长针在操作中弯曲。

**4. 持柄压尾法**

操作方法：用拇指和中指夹持针柄，食指压住针尾，三指配合刺入的进针手法。

应用：适用于短针速刺。

**5. 持针身法**

操作方法：用拇指和食指捏住针身，用力刺入皮肤的进针手法。由于针身的部分会进到皮肤内，故二指夹持时需在针身上裹一棉球，用于消毒。

应用：适用于快速进针或者长针的进针。

（二）双手持针法

操作方法：用右手拇指、食指和中指夹持针柄，左手拇指和食指捏住针尖刺入的进针手法。

应用：适用于快速进针或者长针的进针。

三、进针法

毫针进针前要提前摸清小鼠骨性结构，然后快速进针，避免小鼠挣扎发生意外。进针法依刺入术式、进针速度、刺押手势和进针器具而有不同分法。应根据腧穴所在部位解剖特点、针刺深度、手法要求等具体情况灵活选用进针法，以便于进针、得气、避免痛感。

（一）以刺入术式分类

**1. 插入法**：将针尖抵于腧穴皮肤，运用指力不加捻转及其他术式，直接刺入皮下。

**2. 捻入法**：将针尖抵于腧穴皮肤，运用指力稍加捻动刺入皮下。

**3. 飞入法**：将针尖抵于腧穴皮肤，运用指力以拇、食指捻动针柄，拇指后退瞬即将针尖刺入，随后五指放开作飞鸟状。

（二）以进针速度分类

**1. 速刺法**：将针尖抵于腧穴皮肤，运用指力快速刺透表皮，针入皮下。适用于四肢腧穴。

**2. 缓刺法**：将针尖抵于腧穴皮肤，运用指力缓缓刺透表皮，针入皮下。适用于头身腧穴。

（三）以刺押手势分类

参照上文押手法中的分类。

（四）以进针工具分类

**1. 管针进针法**：用特制的金属管或玻璃管（消毒）代替押手置于所刺处，选平柄毫针套于管中，右手食指对准针尾，利用腕力将针刺入皮肤，然后将套管取下。右手持针柄将针进至应进的深度。

**2. 进针器进针法**：使用进针器进针的方法，应用时需根据不同进针器的规格参照说明书使用。

四、行针法

将针刺入腧穴后，为了产生针刺效应（得气）或进一步调整针感的强弱，持续的时间，进行针刺补泻而施行的各种操作手法。行针手法包括基本手法和辅助手法两类。

（一）基本手法

行针的基本手法，是毫针刺法的基本动作，常用的有提插法和捻转法两种，基本手法既可单独使用，也可配合使用。

**1. 提插法**：是将针刺入腧穴的一定深度后，用右手中指指腹扶持针身，指端抵住腧穴表面，拇、食二指捏住针柄，将针由深层提至浅层，再由浅层插至深层，如此反复地做上提下插的纵向运动。操作时，指力一定要均匀一致，提插幅度相等，一般以 3~5 分为宜，频率不宜过快，防止针身弯曲。对于提插幅度的大小、层次的变化、频率的快慢以及操作时间的长短，应根据病情、腧穴所在的部位和所要达到的针刺目的等因素灵活掌握。

**2. 捻转法**：即将针刺入腧穴的一定深度后，以右手拇指和食、中指持住针柄，进行向前向后的来回旋转捻动的操作方法。捻转的幅度一般掌握在 180°~360°左右。操作时，注意不能单向捻转，以免肌纤维缠绕针身而引起局部疼痛，甚至导致滞针，造成出针困难。至于捻转角度的大小、频率的快慢、操作时间的长短等，也应根据病情、腧穴所在的部位和所要达到的针刺目的等具体情况而定。

（二）辅助手法

行针的辅助手法，是行针基本手法的补充，是为了促使针后得气或加强针刺感应为目的的操作方法。常用的有以下 6 种：

**1. 循法**：是操作者用手指顺着经脉的循行路线，在所刺腧穴的上下部位徐徐循按的方法。本法主要作用是推动气血，激发经气的运行。在针刺不得气时可用循法催气。

**2. 刮法**：亦称刮柄法，是将针刺入腧穴一定深度后，用拇指或食指的指腹抵住针尾，以食指或中指指甲由上而下或由下而上频频轻刮针柄的方法。本法可加强针感、促使针感的传导和扩散。

**3. 弹法**：亦称弹动法，是将毫针刺入腧穴的一定深度后，以手指轻轻叩弹针柄或针尾，使针体轻微振动的方法。本法有加强针感，助气运行的作用。

**4. 摇法**：是将针刺入腧穴一定深度后，手持针柄，轻轻摇动针体的方法。此法有二：一是直立针身而摇，可以加强针感；二是卧倒针身而摇，可以促使经气向一定方向传导。

**5. 震颤法**：是将针刺入腧穴一定深度后，以右手拇、食、中三指捏住针柄，作小幅度、快频率的提插动作，使针身发生轻微震颤的方法。本法可促使针下得气，增强针感。

**6. 飞法**：是将针刺入腧穴一定深度后，用右手拇、食指捏持针柄，细细捻搓数次，然后张开拇、食两指，一捻一放，反复数次，如飞鸟展翅之状，故称飞法。本法的作用在于催气、行气，并使针感增强。

以上几种常用辅助手法，操作时可根据不同情况灵活选用。如循法多用于四肢部腧穴；刮法、弹法，可应用于一些不宜作大幅度捻转的腧穴；摇法、震颤法可应用于一些较为浅表部位的腧穴；飞法可应用于一些肌肉丰厚部位的腧穴。熟练而又灵活地配合使用针刺基本手法与辅助手法，可激发经气，促使针后得气或加强针刺感应，以疏通经络、调和气血，从而达到治疗疾病的目的。

### 五、留针法

根据病情需要把针刺入腧穴内，停留一定时间，谓之留针。留针的目的有两个：①候气，当取穴准确，入针无误，而无针感时，可不必起针，只需留针片刻再运针即可出现针感。②调气，针刺得气后，留针一定时间以保持针感，或施间歇运针法以增强针感。留针时间的长短要依据病情、得气情况而定。一般情况下，表、热、实证多急出针；里、寒、虚证，以及经久不愈者多需留针。

### 六、起针法

起针又叫出针、拔针或退针。在针刺达到所需刺激强度后，便可起针。常用的起针法有两种：

**1. 捻转起针法**

起针时，用押手轻按穴位皮肤，刺手持针柄缓缓地捻动针体，将针退出穴位。

**2. 抽拔起针法**

起针时，用押手轻按穴位皮肤，刺手捏针柄轻快地将针拔出。或不用押手，仅以刺手捏住针柄迅速地将针拔出。

起针虽是针刺过程的最后一个环节，但也要认真对待，不得草率行事。出针后要严格消毒针孔，以防感染。

# 第四节  针刺角度和深度

正确掌握针刺的角度、方向和深度，是获得针感、施行补泻、发挥效应、提高疗效、防止针刺意外的重要环节。应根据施术部位、治疗需求等具体因素灵活掌握。

针刺的角度、方向与深度相辅相成。一般而言，深刺多用于直刺，斜刺、横刺则多浅刺。对延髓部、眼区、胸背部等有重要脏器部位的穴位，尤其要注意掌握好针刺的角度、方向和深度，以防发生危险。

## 一、角度

平刺：又称横刺、沿皮刺，针身与皮肤表面呈 15°角刺入。适于皮肉浅薄处穴位，如头面部、胸部正中线穴；也适用于施行透穴刺。

斜刺：针身与皮肤表面呈 45°角，倾斜刺入。适于肌肉较浅薄处及不宜深刺的穴位，如颈项部、咽喉部、侧胸部穴，在施行某种行气、调气手法时亦常用。

直刺：针身与皮肤表面呈 90°角，垂直方向刺入。适于全身肌肉丰厚处穴位，如四肢部、腹部、腰背部穴。

## 二、方向

针刺方向：指进针后针尖所朝向的方向，简称针向。针刺方向一般根据经脉循行方向、腧穴分部部位和所要求达到的组织结构而定。

针刺方向与针刺角度相关，但针刺角度主要以穴位所在部位的特点为准，而针刺方向则是根据不同病证治疗的需要而定。

### 三、深度

针刺深度：指针刺入肌肤的深浅度。针刺的深度应以既有针刺感应又不伤及组织器官为原则，穴位不同，针刺深度不同，每个穴位都有自己具体的要求。

## 第五节　CIR 小鼠电针治疗流程与技术关键

### 一、选取穴位

依据实验动物针灸穴位图谱，小鼠穴位依据"小鼠的骨骼和穴位图"选取，大鼠穴位依据"大鼠的骨骼和穴位图"选取。小鼠的穴位记载了水沟、耳尖、大椎、胃俞、命门、肾俞、环跳、后海、后三里、三阴交、涌泉、关元、神阙、中脘、尾尖、膻中、前三里、合谷、内关、承浆 20 个。大鼠的穴位记载了水沟、百会、天门、耳尖、大椎、肺俞、心俞、膈俞、脊中、脾俞、肾俞、后会、环跳、后海、阳陵泉、后三里、照海、三阴交、跟端、申脉、太冲、趾间、涌泉、关元、膝前、尾尖、神阙、中脘、前三里、外关、内关、曲池、肘节、合谷、指间、后溪、神门、太渊、少海、尺泽、膻中、承浆 42 个。本次实验依据 CRI 小鼠的病理特点所选取的腧穴为：①百会：顶骨正中，刺灸法：向前后斜刺2mm；②双侧膈俞：第 8 胸椎下两旁，肋间，左右侧各一穴，刺灸法：向内下方斜刺 4mm；③双侧肾俞：第 2 腰椎后两旁凹陷中，左右侧各一穴，刺灸法：向下方斜刺 4mm。

技术关键：遇到没有记载的小鼠穴位，譬如要选取小鼠的百会穴和膈俞穴，可以参照大鼠的定位。

## 二、电针刺流程

操作者可根据实验的具体需要选择适宜的电针仪，以本实验选用 KWD - 808 全能脉冲电针仪为例，实验开始前须先检查电针仪形态是否完好，导线有无损坏，检查完毕后确认电针仪的各项旋钮都处于"0"的位置，并将电源线插好。正确的操作顺序如下：①将毫针刺入选取好的穴位；②在毫针柄夹上电针仪的电极；③选择连续波；④将定时旋钮调至 25min；⑤打开电源开关；⑥从最低到高逐渐调整强度旋钮。强度以毫针柄颤动，但能使动物保持安静、不挣扎嘶叫为适度；⑦时间到后电针仪会自动鸣响，此时先将强度旋钮调到最低，然后关闭电源，将电极取下，毫针取出。

技术关键：①严格掌握不同穴位的进针深度，否则刺入腹腔会直接损伤脏器，或小鼠挣扎时易伤及内脏造成死亡，或刺入胸腔会导致气胸；②毫针进针的速度要快，要提前摸清小鼠骨性结构，然后快速进针，避免小鼠挣扎发生意外；③夹电针仪的电极时，应使接触端尽量贴近皮肤，避免因为小鼠抖动身体而使针掉落。如发生毫针掉落，应及时重新刺入并连接电极；④作为电针的同一对正负极电流回路不能通过心脏或脊髓，常用身体同侧穴位连接。遇到没有单穴时，如百会、大椎只有一个，可以将电极外包湿纱布，固定于动物同侧前肢或后肢。

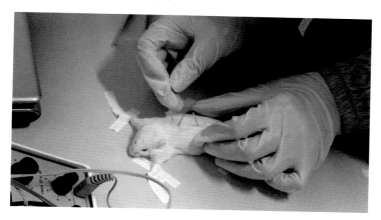

图 8 - 1　小鼠针刺过程

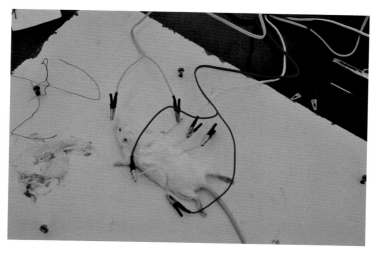

图 8 - 2　小鼠接受电针治疗 10min

# 第六节　小鼠针刺后护理

实验小鼠在经过手术和电针治疗后身体较前处于虚弱状态，此时对其的护理是否得当也决定着实验的成败和结果的准确程度。首先，应在确认小鼠身上的毫针全部取出后，仔细检查其周身，看是否有出血或其他伤口，出血者应用棉球按压，伤口应做抗菌处理。其次，应在其处于自然体态下观察其行为活动，看是否出现动作迟缓、无法活动甚至昏迷的情况，如有上述情况出现应参照下文的异常情况处理方法进行对症处理。对于行为正常的小鼠，可以将其放回鼠笼中继续饲养。此时应注意，要严格控制饲养环境的各项条件，保证实验小鼠始终处于最适宜的环境之中。

小鼠可承受温度为 10℃ ~37℃，适应温度为 30℃ ~33℃，饲养环境最适宜温湿度比控制在 20℃ ~26℃，相对湿度为 40% ~70%，日温差不应超过 4℃。为保持空气新鲜，饲养室内氨浓度应控制在 20ml/mm³ 以内，换气次数应达到 15 次/h。小鼠对维生素 A 缺乏敏感，故应饲喂全价营养颗粒饲料，成型饲料具有一定硬度，方便小鼠磨牙。小鼠体内的水分代谢相当快，应保证其充足的饮水，且饮水须经高压灭菌处理。为避免微生物污染，换水时应清洗水瓶和瓶塞。

对于在饲养期间身体状况出现异常的小鼠，为避免其因为体质虚弱无法争取到饲料和水源而加重病情，或遭到健康动物的撕咬，应将其移入单独的鼠笼中，并将食物和饮水靠近放置，密切观察其健康状况。

对于在治疗后饲养期间死亡的小鼠，可以依据其具体情况进行解剖，以明确死亡原因，积累实验经验。解剖步骤如下：使尸体处于仰卧位，将四肢固定，可用水浸湿皮毛。从下颌中央到耻骨联合行正中切口，用骨剪将其左右肋骨剪断，暴露胸腔和腹腔内脏。按照胸腔、腹腔和颅腔的顺序观察各个脏器的形态、位置，然后将其分别取下做详细的内脏检查。在解剖时，应尽量减少金属器械对脏器和血管的人为损伤，这样才能更清晰的找到致死原因。

解剖结束后，所有的器具应严格消毒，动物尸体及器官应放入冰柜内另行处置，不可与医用垃圾一起丢弃。

# 第七节　实验过程的记录

## 一、实验记录的原则

实验记录是实验过程的真实体现，是实验结果的可靠依据，应遵循真实、及时的原则。即要在实验过程中随时、立即、实事求是地对实验所用的试剂、器具、溶液配制、实验条件、具体结果等原始数据进行记录，这样才可以保证资料的真实可靠性。

## 二、实验记录的要求

1. 实验原始记录须记载于正式实验记录本上，实验记录本应按页码装订，须有连续页码编号，不得缺页或挖补。

2. 实验记录本首页一般作为目录页，可在实验开始后陆续填写，或在实验结束时统一填写。每次实验须按年、月、日顺序在实验记录本相关页码右上角或左上角记录实验日期和时间，也可记录实验条件如天气、温度、湿度等。

3. 文字记录时应注意前后顺序清晰，文字精练，采用规范的专业术语、计量单位及外文符号。英文缩写第一次出现时须注明全称及中文释名。记录时，使用蓝色或黑色钢笔、碳素笔，不得使用铅笔或易褪色的笔（如油笔等）。

4. 实验记录需修改时，采用划线方式去掉原书写内容，但须保证原书写内容仍可辨认，然后在修改处签字，避免随意涂抹或完全涂黑。空白处可标记"废"字或打叉。

5. 实验记录中应如实记录实际所作的实验。实验结果、表格、图表和照片均应直接记录或订在实验记录本中，成为永久记录。保存图表和图像时应尽量采用机器打印的数据，避免手工抄写和描绘。

6. 一份规范的实验记录应包括以下内容：①基本资料：包括年、月、日和时间，环境条件（如温度、湿度等）；②实验名称；③实验目的；④实验材料：试剂（名称、批号、厂家、浓度、溶剂、保存条件），仪器（名称、型号、供货厂商），细胞/细菌（名称、复苏、冻存、保存处），动物（品系、来源、年龄、性别、数量）；⑤实验方法：详细描述实验步骤；⑥实验结果：包括所收集的原始数据、可视图及实验结果的整理。

7. 出现的问题：应分析其可能的原因及解决方法，

并详细记录于实验记录本上。

8. 实验小结：简短的实验结果总结和解释，将有助于指导后续的研究。其内容包括主要结论、存在问题、改进方法和实验体会等。

9. 保持实验记录的真实性和完整性。原始数据（包括照片）必须贴在当天的试验结果栏里，不要保留在公共计算机里。

10. 即便是阴性结果，也必须保留。不能仅记录符合主观想象的内容和自认为成功的实验。

11. 定期整理、分析数据，并向导师汇报。

三、原始资料的归档

在实验完成之后，应按照科研档案管理要求对实验资料进行完整归档。归档时，卷宗的封面应注明课题名称、负责人、起止时间和起止页码，所有的记录纸张须连续编号，不得缺页，相关实验结果，如血液标本，组织标本等也应归档保存，注意保存期限应以能够进行质量评估为准。

# 第九章 小鼠电针刺异常情况处理

## 第一节 小鼠脱离固定的处理

在实验过程中，如果小鼠由于种种原因脱离了固定，切勿慌张，应依据情况的严重程度区别处理。若小鼠只是一侧前肢或一侧后肢脱离了固定，且胶布的折叠处没有打开，可以直接将胶布粘回原来的位置，或取另一块胶布对向粘贴在原有胶布之上，使其更加牢固。若小鼠一侧前肢或一侧后肢已经从胶布的折叠处脱离了，则应将原有的胶布丢弃，因为此时胶布上会粘有小鼠的毛发，黏性已经不足以固定，故不能再重新使用，只能另外更换。若小鼠是双侧前肢、双侧后肢或同侧前后肢一同脱离固定，此时不论胶布的折叠处是否已经打开，都需要在第一时间关闭电针，将毫针取出，因为在这种状态下，小鼠的身体可以产生很大的运动空间，使存在于其体内毫针的深度、方向发生变化，导致危险的发生。当将毫针取出后，使小鼠安静片刻，待其不再抗拒之后，将粘在其四肢的胶布重新固定好，再加固于硬纸板或操作台上，方可继续开始实验。

# 第二节　针具掉落的处理

　　针具掉落是指小鼠在针刺过程中，由于受到了疼痛的刺激，或者在连接电极后受到电波的刺激，肢体发生扭动，使毫针或夹持毫针的电极掉落的现象。针具掉落后，正确的处理流程是：1. 明确小鼠挣扎的原因；2. 快速将毫针重新刺入穴位并连接电针，保持电针过程的流畅和刺激量的充足。

　　小鼠挣扎的原因，可以有以下考虑：首先要明确的是，即使刺入了正确的穴位和深度，小鼠也可能因为感受到疼痛或不适而挣扎。在实验过程中，尤其对于初次操作者很有可能因为不熟悉动物的解剖结构，而无法准确找到穴位的所在，很容易刺入过深而伤及小鼠的内脏，此时小鼠的反应是强烈扭动肢体或伴有嘶叫。对此，操作者应立即抽出毫针，再次对穴位进行定位，快速刺入并连接电极。对于因为电极夹持位置不当而发生的针具掉落，应参照前文所述的夹持方法，使电极接触端尽量贴近小鼠皮肤，避免重力造成的针具掉落。另外，毫针掉落后，无论接下来要做何种处理，都应该先用镊子将其夹起，避免其针尖处误刺小鼠其他部位对其造成伤害和不安，或者误刺中操作者造成不必要的感染。对于掉落两次的毫针，应考虑更换针具再进行操作。其一是考虑毫针本身质量可能存在问题。例如针尖不锋利或针体不光滑，才使操作时刺入过程不顺畅或留针过程中产生过多疼痛。其二是考虑操作针具反复使用的问题。操作使用的针具本身为不锈钢材质的毫针，由于毫针的直径较细，在小鼠扭动的时候可能造成其肌肉痉挛对针体的挤压，使针体弯曲，不便再次使用。故对于掉落过两次的毫针，应考虑更换。

# 第三节　小鼠异常反应的处理

小鼠在针刺或连接电针的过程中可能出现如下异常反应，应引起操作者的重视。如上文所述，小鼠出现异常反应的原因有很多，如操作者疏忽大意、针刺技术不熟练、对小鼠解剖部位缺乏了解、小鼠骚动不安、固定不妥、或针具质量不高，针刺前未经认真检查等，一旦问题发生，应及时采取有效的措施，以保证实验的顺利进行。现将常见的异常反应情况分述如下：

一、滞针

进针后出现运针困难，进退不畅，以致不能顺利出针的现象叫做滞针。

原因：多因运针时用力过猛，致使穴位周围的肌肉过分紧张，针身被肌纤维所缠绕；或因固定欠妥，进针后小鼠体位发生了变化，使针体被嵌夹等。

处理：发现滞针后，应立即停止捻转或其他运针动作，使其针刺部位紧张的组织松弛下来，稍等片刻后，作小幅度捻转或轻轻揉按穴位周围皮肤，必要时可在邻近部位加刺一针，以宣散气血，缓解痉挛，待用手感觉其局部肌肉松弛后，可缓慢将针取出。对于因改变体位导致滞针的情况，应先纠正小鼠的体位，再依照以上方法缓慢出针；对于因使用搓法引起的滞针，要向相反的方向搓针，并左右捻转使之松动后慢慢地退针，也可用艾火烘烤针尾或周围皮肤，以缓解肌肉紧张，再以均匀的指力慢慢退针，切不可强行拔取。

## 二、弯针

进针后发现针柄改变了进针时的方向和角度，提插捻转不畅，且小鼠有疼痛表现的现象称作弯针。

原因：多因操作者进针时用力太猛；提插、捻转时指力不均；针感过于强烈；或操作时小鼠跳动不安导致体位变动，造成其肌肉猛烈收缩所致。

处理：发现弯针后，首先应立即停止作电针治疗，令小鼠安静，恢复原来姿势。对于针体弯曲较小者，可用押手按压针下皮肤肌肉，刺手持针柄，不要捻转，顺弯曲方向将针拔出；若针体弯曲较大，则应两手配合，轻提轻按，缓慢将针拔出，切忌强力抽拔，以防折针。

## 三、折针

施针过程中，发现针柄与针体断离，或针体的某一部分发生的断离现象，叫折针，又称断针。

原因：多因进针前失于检查，针体已有缺损；针具原材料质地差，缺少韧性；或该针发生过多次弯曲，经多次捋直，使弯曲部的弹性降低；操作过程中有外物压迫、碰撞针柄；操作者进针后行针用力过猛；或小鼠突然扭动身体、改变体位等原因使其肌肉猛烈收缩所致。

处理：发现折针后，切不可紧张慌乱，应保持镇静、沉着，果断处理。首先，立即用押手将针刺周围的皮肤肌肉捏紧，不使针体游离、滑动。同时按住小鼠使其不要变动原来的体位，以防止断针陷入肌肉。若折针断端尚露于皮肤之外，速用刺手持镊子或钳子夹住断端的针体用力拔出；若针断在肌肉深处，皮肤外无露出部分，而针尖又接近另一侧皮肤，则可用按压针孔的方法，迫使断端从针刺部位的对侧穿出，若针尖不能从另一侧穿出者，则应在 X 线定位下，用外科手术方法切开取出。

四、出血

出针之后，针刺局部出血或血液流至皮下而引起血肿的现象称为出血。

原因：多因针具选择错误，使用了不符合小鼠体型的针具，导致针锋宽大，或操作者对解剖部位不熟悉，导致进针过深，使皮肉损伤严重或刺伤血管所致。

处理：应根据不同情况设法止血。小量皮下出血或四肢部出血，一般不必处理，可自行消退。小块体表的出血，用消毒干棉球局部压迫或用止血钳止血，出血即可停止。若出血较多，血肿较大，局部肿胀疼痛较剧，青紫面积较大而影响功能活动时，可先冷敷止血，待出血停止后，再做热敷或局部轻轻按摩，以促进淤血消散、吸收。

五、创伤性气胸

由于胸膜及肺组织损伤，致使空气进入胸膜腔内，压迫了肺组织，产生突发性或短期内逐渐加重的呼吸节律改变、呼吸困难、心率加快、虚脱、休克的现象称为创伤性气胸。

原因：多数由于在胸、背等靠近肺部处作针刺时进针过深，伤及肺脏，使气体进入胸膜腔所致。

处理：如发生上述情况，一般小鼠会在不久后死亡，对于尚有生还迹象者，应使其取半卧位安静休息，并给予镇静、消炎等对症处理。

对于以上异常情况，操作者可通过规范操作方法来进行预防，尽量避免不良反应的发生。治疗操作前，应仔细检查毫针，若有裂痕锈损，根部松动，质量不好的毫针，应弃之不用；实验小鼠一定要固定完善，避免其扭动而改变体位。操作时，应采用"二快一慢"法（即快进针、快出针，慢运针）进行，操作不要粗猛，防止小鼠因为恐惧或疼痛产生躁动；针刺颈项部、胸背部穴位时，应严格掌握针头的方向、角度和深度，避免刺入肺部；打开电针仪电源后，应从"0"的刻度缓慢打开旋钮，切不可突然加大电流量，以避免肌肉强烈收缩而发生折针；且为了防止折针后难于取出，进针时不要把针体全部刺小鼠体内。操作完成后，出针不宜过快，出针后应立即用消毒干棉球按压针刺部位防止出血，并观察小鼠一段时间，待其无异常反应后再放回笼内。

## 第四节　电针治疗仪异常情况的处理

在实验过程中，如果出现毫针停止震颤，或者因电流不稳定导致的毫针颤动频率不齐等情况，应考虑电针治疗仪可能出现问题。此时，应首先将控制刺激强度的旋钮调到初始"0"的位置，关闭电针治疗仪，然后将电极从毫针针身上取下，再寻找造成问题的原因。

## 一、电针仪损坏的原因

### （一）各种连接部位的接触不良

指由于导线插口、电极插头等处接触不良导致的暂时性电流不通的现象。通常，故障检查的原则是先易后难，应逐一检查导线、电路、电源。首先，观察电针夹与导线末端的连接处是否完好，由于电针夹的位置操作次数最多，长时间的折损会使其与导线内连接的铜丝断开，导致电流不通。其次，观察导线与主机的插口是否牢固，导线的长度是一定的，实验中可能会因为针刺动物距离较远而对导线进行牵拉，此时导线与主机的插口就可能发生松动，因而出现接触不良。最后，观察电源线的主机接口和插头处是否连接妥当，电源处的反复拔插也可能造成线路的接触不良，导致电流不能通过。

### （二）由各种原因导致的线路破坏

指发生如电源、导线或机械内部线路中的保险丝被熔断或其他线路故障，导致电流不能通过的现象。此类情况发生后，电针仪无法正常运作，指示灯不亮，显示屏没有数据显示，如果有试电笔，可以观察到线路没有电流通过。

## 二、电针仪损坏的处理方法

在查清楚原因后，对于电针夹与导线端松动者，可以在保证安全的情况下对此位置进行重新焊接，一般情况下可以解决问题。对于导线与主机插口松动者，如果重新插入不能修复的话，可以尝试更换导线的处理。对于原因（二）中所述的线路破坏，操作者不能擅自拆开机身，应咨询生产厂家进行专业的维修，以免导致其他故障。

# 第三篇　腧穴篇

# 第十章　概　述

　　我国最早的针灸典籍中就有关于腧穴的名称、部位、分经和主治的论述。在针灸文献中，穴位又称作腧穴、经穴、气穴、孔穴、俞穴、骨空、明堂、砭灸处等。腧穴，是指脏腑经络之气输注出入的部位，是针灸治病的刺激点，又是某些病痛的反应点。

　　动物针灸起源于中国，动物针灸穴位是针灸和经络学说的组成部分。动物的经络如同人的经络，是体内运行气血的通路，能够联络各个脏腑、沟通动物体内外。内至脏腑，外到皮毛，都是经络走行的部分，而动物的大多数腧穴正是分布在这纷繁的经络之上，动物的腧穴连同经络一起，把动物体由内到外联成一个有机的整体，进行自发或被动的调节活动来协调机体的阴阳平衡。

　　对动物针灸穴位的认识和总结，是人们通过长期的生活以及医疗实践逐步发现和归纳出来的，因此具有很强的实用性。并且在通过人体穴位对应动物体穴位的基础上，由于动物种类的差别、人与动物体结构的差别、人与动物所需治疗功能的差别等，动物自身的穴位较人的穴位有所增减，并且在某些穴位名称上也有相应的变化。

　　早期兽医针灸的古籍中便记载有马的针灸穴位，至明代开始有牛的穴位的记载。猪、驼、羊、猫、犬等的穴位，虽古籍中未见系统记载，但早已在民间流传并使用。新中国成立后，动物针灸术得到了很大的发展，大量有关动物针灸的书籍先后编著出版，如《兽医针灸汇编》《动物针灸学》《兽医针灸学》《兽医针灸穴名解》等，丰富并完善了动物的针灸穴位和针灸技术的内容。中医认为，穴位是脏腑经络气血输注和聚集于体表的特定部位。

现代研究表明，动物体表的肌肉、血管、淋巴管和神经末梢等处，均分布有穴位和经络，其不仅有相对应的解剖位置，还呈现出特定的生物物理现象。对于动物针灸穴位的研究，无论在教学、科研还是临床都具有很重要的参考价值。

## 第一节　动物腧穴的命名

腧穴的名称，各有其特定的含义。两千多年前，我国对穴位的名称已有论述，如《素问·阴阳应象大论》说："气穴所发，各有处名"，《千金翼方》中所述"凡诸孔穴，名不徒设，皆有深意"。动物腧穴在由少到多的过程中，也是通过总结而不断发展的。在归纳、提高的过程中，穴位名的确定需要反复推敲而定恰当的名称，所以腧穴名均有一定来历和意义，并具有一定规律性。

人类腧穴的命名和取义，内容广泛丰富，上察天文，下观地理，中通人事，远取诸物，近涉诸身，如以阴阳五行、经脉流注、脏腑气血、天文地理、八卦算数、土木建筑、活动场所等命名。动物腧穴的大部分也沿袭了人类腧穴的名称。后人不断的对腧穴名称进行研究和解释，既便于学习记忆穴位名称和临症选穴，还对进一步发掘和发扬中国动物针灸的宝贵遗产有重要意义。

腧穴是指脏腑经气出入体表的部位，因此在古代也称为"气穴"。动物针灸穴位的确立主要来自于两个方面。一是模拟已有的家畜的穴位，如马、牛、猫、狗等，由于它们是古代较常见的牲畜，因此在动物针灸的历史上较其他动物早、也较快较多的形成了一些治疗穴位；二是模拟人体穴位，人体的穴位在清代《针灸逢源》一书中已明确记载了 361 个，无论是家畜在治疗的过程中还是实验动物应用在科研活动中，经常会比对人体相应疾病而选穴针刺，尤其实验动物是用于研究人类疾病，它们是按照人类疾病造的模型，选用人类穴位进行治疗，然后应用在人体上，因此更多的选取了模拟人体穴位进行取穴。

实验动物针灸穴位的命名有的与一般家畜的穴位一致，有的与人体的穴位相同。现将动物腧穴常用的命名方法分类归纳为以下几类。

一、按解剖位置命名

例如：眼脉、耳尖、鼻俞、舌筋、胸脉、大椎、尾根、尾尖、尾下、乳基、膊尖、肩井、郗上、指间、膝盖、膝上、膝下、跟端、蹼脉、脚盘等。

二、按骨度分寸命名

例如：前三里、后三里

三、按阴阳气血命名

**1. 阴：**例如阴市、阴交

**2. 阳**：例如阳明、阳辅、阳池

**3. 气**：例如气门、气海

**4. 血**：例如血堂

*四 、 按脏腑名称命名*

例如：肝俞、心俞、脾俞、肺俞、肾俞、胆俞、小肠俞、膀胱俞等。

*五 、 按经脉命名*

例如：带脉、督脉、三阴交、百会

*六 、 按治疗作用命名*

例如：睛明、鼻俞、迎香、顺气、开关、追风、锁口、环跳、展翅等。

*七 、 按会意命名*

例如：承浆、承泣、抢风、百会、命门、阳关等。

*八 、 按体表形象命名*

**1. 按天象命名**
例如：天门、太阳、风门、飞天、七星等。

**2. 按山谷形象命名**
例如：山根、昆仑、阳陵等。

**3. 按水流形象命名**
例如：曲池、涌泉、气海、后海、汗沟、三川、三江、分水、滴水等。

**4. 按动物形象命名**
例如：伏兔、虎门、龙会、雁翅、鹿节等。

**5. 按植物形象命名**
例如：姜牙、莲花等

**6. 按建筑形象命名**

例如：肾堂、玉堂、三台、仰瓦等。

# 第二节　动物腧穴的分类

## 一、动物腧穴的分类

穴位分布于全身各处，根据穴位的针灸方法、解剖部位及其与经脉的络属关系，有以下三种分类方法。

### （一）按针灸方法分类

《元亨疗马集·论马明堂针穴者何也》中说"考察明堂，详明针穴，乃有八十一道温火之针，八十一道补泻之针，七十二道彻血之针，一十二道巧治之针……"。动物腧穴根据传统针灸疗法的不同而分类，可分为白针穴位、血针穴位、火针穴位和巧治穴位等。

**1. 白针穴位**：应用在白针疗法中的穴位为白针穴位。白针指圆利针、毫针等。白针疗法是使用以上针具在放血穴位以外的穴位上针刺，多用缓刺或急刺法。体表大多数穴位属白针穴位，以针刺后不出血、且多具有针感反应为特点。白针穴位在临床应用最多，可使用白针针刺，也可艾灸或火烙。例如：风门、后三里、百会、伏兔、肘俞、抢风、环跳等。

**2. 血针穴位**：应用在血针疗法中的穴位为血针穴位。血针指宽针和三棱针等。血针疗法是使用宽针和三棱针，刺破穴位浅表血管使之出血。血针穴位是以针刺后出血为特点，多位于体表浅静脉或末梢器官血管丛上。快速点刺血针穴位，放出适量的血液，能起到活血、泻热、解毒的作用。例如：三江、颈脉、太阳、耳尖、尾尖、肾堂等。

**3. 火针穴位**：应用在火针疗法中的穴位为火针穴位。火针指特制的能够在火中灼烧的针具。火针穴位，即适用于火针疗法的穴位，具有温经通络、祛风散寒、壮阳止泻的作用。

虽然气针疗法、艾灸疗法、熨烙疗法、拔罐、刮痧及按摩疗法等也都是在穴位上进行操作，但在动物腧穴分类中一般不再根据以上疗法进行分类。

（二）按腧穴分布的解剖分区分类

动物腧穴一般按解剖部位分区，将位于同一区域的穴位归为一类，大体分为四类，即头部或头颈部腧穴、躯干及尾部腧穴、前肢部腧穴和后肢部腧穴。现代兽医针灸文献多采用此种方法分类。

（三）按经脉络属关系分类

人医一般根据穴位的归经进行分类，将穴位分为经穴、经外奇穴和阿是穴三类。在动物腧穴的分类中，随着比较针灸学的研究和国际交流的发展，中兽医也有采用这种分类法的趋势。本书为方便查找穴位，也采用此方法分类。

**1. 经穴**：凡归属于十二经脉和任脉、督脉，即十四正经循行经路上的腧穴，称为经穴，也称十四经穴。经穴均有具体的穴名和固定的位置及编号，动物腧穴大都属于经穴类。十二经脉的穴位左右对称分布，为一名双穴。任脉、督脉位于正中，其上的穴位，是一名一穴。

经穴有明确的针灸主治证，临床常通过这些腧穴进行主治规律、疾病证候的研究。

**2. 经外奇穴**：凡未归入十四正经，但有特定穴名和有固定部位的腧穴，统称为经外奇穴，简称奇穴。奇穴是在阿是穴的基础上发展而来的，属于经验效穴，对某些疾病有特殊疗效。奇穴一部分为阿是穴演变而来，一部分即是经穴，如灸痨穴就是心俞二穴。有的奇穴并不单指一个穴位，而是多个穴位的组合，如十宣、八风、八邪等。经外奇穴主治范围比较单一，分布较为分散，但其通过临床经验发展而来，是腧穴中不可或缺的一部分。奇穴的奇特疗效，无论在古代文献还是现代研究中，都是值得探讨的。

**3. 阿是穴**：指除经穴、奇穴以外的，无具体名称和固定位置的，取穴时以病痛部位局部或压痛点作为针灸刺激点的一类腧穴，即"以痛为腧"，又称"天应穴""不定穴"。它是十四经穴和经外奇穴的补充，无一定数目。阿是穴多在病变附近，也可在距离较远的部位。

**附：**

兽医工作者为了便于记忆和应用将腧穴名称分类编歌，产生了"三堂六脉，十二巧治，三不扎针，三个乱刺、前八膊，后八胯，腰间七穴、九委十八穴、背腰十五腧"等辙韵句。

三堂：玉堂、胸堂、肾堂。

六脉：上六脉为眼脉、鹘脉、胸堂、带脉、肾堂、尾本；下六脉是同筋、夜眼、膝脉、曲池、缠腕、蹄头。

十二巧治：通天、骨眼、抽筋、开天、槽结、喉俞、云门、肷腧、尾端、莲花、垂泉、蹄甲。

三不扎针：夜眼、肚口、耳禁。

三个乱刺：心俞、黄水、鞍花。

前八膊：膊尖、膊栏、肺门、肺攀、抢风、冲天、掩肘、乘蹬。

后八胯：巴山、路股、大胯、小胯、邪气、汗沟、仰瓦、牵肾。

腰间七穴：百会、肾棚、肾俞、肾角。

九委十八穴：上上委、上中委、上下委、中上委、中中委、中下委、下上委、下中委、下下委。一侧九穴，两侧十八穴。

背腰十五俞：厥阴俞、督俞、肺之俞、肺俞、膈俞、胆俞、胃俞、肝之俞、肝俞、三焦俞，脾俞、气海俞、大肠俞、关元俞、小肠俞。

二、动物腧穴的归经

腧穴的归经是指将穴位归属于一定的经脉上。十四经脉是经络的主要组成部分，是古人对经络穴位认识的重要成果。十四经脉在体表有其气血输注的穴位分布，当受到病邪侵袭时，相关经脉会表现出相应的外观病理体征。循经取穴，即是在经脉局部或远端发生疾病时，运用该经的穴位来治疗。表里相配的原则，也是通过腧穴的归经，在相对的表里经选穴治疗。在临证应用中，循经取穴和表里相配是最常用的治疗原则。

关于动物腧穴的归经，在古代文献中鲜有提及，仅《元亨疗马集》中提到"马、牛周身有十二道经脉"，但对每一条经脉的穴位、十二经脉的具体循行路线却没有记载。在现代研究中，动物的经络和穴位已被证明是客观存在的，不少文献也报道了动物经脉的循行路线和所属穴位，但尚未得到公认，需进一步探讨。

### 三、腧穴的作用特性

腧穴多布散于经络通路上，作为脏腑经络气血转输出入的特殊部位，腧穴的作用与脏腑、经络密切相关。经络内属脏腑，外络肢节，在诊断疾病、反映脏腑的生理与病理变化方面有着重要作用。通过诊查腧穴处表面皮肤的色泽、是否有瘀点、丘疹、脱屑，局部肌肉是否有隆起，腧穴处是否有压痛、肿胀、过敏、硬结，来协助诊断。近年来，各种物理学方法如声、光、电、磁等，应用在腧穴探查方面有了新的发展，为协助诊断提供了更多资料。

腧穴不仅是气血输注的部位，也是邪气所客之处。通过对腧穴的刺激，能调理气血，调节机体的虚实状态，使脏腑功能恢复正常。临床实践表明，腧穴的作用特性主要表现在以下几方面。

#### （一）腧穴的近治作用

这是经穴、奇穴、阿是穴等一切腧穴的共同特性，即每个腧穴都能治疗腧穴局部及邻近部位的病证，如眼区的睛俞、睛明、三江、太阳、垂睛等位于眼睛周围的穴位都能治疗眼病。近治作用还可包括更宽的范围，根据头、躯干、四肢等部位分段选穴、脏腑俞募穴的应用，都出于腧穴的近治作用。

#### （二）腧穴的远治作用

这是十四经穴，尤其是十二经脉在四肢肘、膝关节以下的腧穴的作用特点。这些腧穴不仅能治疗局部病证，而且能治疗本经循行所过的远隔部位及其所属脏腑的病证，即"经络所通，主治所及"。例如，分布在后肢阳明胃经上的玉堂、三江、太阳、曲池、后三里等腧穴，虽所在部位有头、面、肢等之别，并且距胃较远，但因其均分布于胃经上，故都能治疗胃经的病证。

（三）腧穴的双向调整作用

针刺同一穴位，对处于不同机能状态的脏腑和不同性质的疾病有截然不同的治疗作用。临床实践表明，针灸可起到双向调整的作用。例如，针刺天枢穴，用于便秘时能泻下通便，而用于泄泻时则能收敛止泻；针刺内关穴，在心动过速时，可以减慢心率，心动过缓时，则可加快心率。

（四）腧穴的相对特异性作用

同一经络上的腧穴，既具有共同的治疗作用，又有各自的相对特异性。例如，后肢阳明胃经的三江穴、玉堂穴、后三里穴，都能治疗胃经疾病，但是三江穴长于理气止痛又能治疗眼病，玉堂穴善治胃热，而后三里穴尚有全身调节和强壮作用。所有的巧治穴位，特异性则更为专一。

四、穴位的选配原则

（一）选穴原则

腧穴的主治作用各不相同，单个腧穴可治多种疾病，一种疾病又可选用多个腧穴配合治疗。结合临床诊疗经验，按照辨证论治的原则，以脏腑经络学说为指导，选取一定经络上的穴位，组成针灸处方进行针刺治疗，方能得到良好的治疗效果。选穴原则包括局部选穴、邻近选穴、远端选穴、辨证选穴和随症选穴五种方法。

**1. 局部选穴**：局部选穴是指在患病区，即围绕受病肢体、脏腑、组织、器官的局部取穴。一般情况下，局部选穴都作为选穴的主要依据。多用于治疗病变部位比较明确的病证以及某些器质性病变，体现了"腧穴所在，主治所在"的治疗规律。例如头痛选取太阳或百会，脱肛选取会阴或长强，眼病选睛明、太阳穴，浑睛虫病选开天穴等。阿是穴的选取也属局部选穴。

**2. 邻近选穴**：邻近选穴是指在距离病变部位较近的区域内选穴。邻近选穴可与局部选穴相配合，也可代替局部不便针灸（如疮疖）的穴位。例如，蹄痛选缠腕穴，膝黄（腕关节炎）选膝脉穴，尾斜选尾端穴等。身前有病在身后选穴或身后有病在身前选穴，称为前后对应选穴，选穴可为经穴也可为对应的阿是穴，此选穴方法亦属于邻近选穴，多用在胸腹或腰背疼痛性病证。

**3. 远端选穴**：远端选穴是指在距离病变部位较远处选穴，适用于四肢肘、膝以下选穴，常用于治疗头面、五官、躯干、内脏等病证。这种选穴原则结合经脉循行进行选穴，体现了"经脉所通，主治所及"的治疗规律。

**4. 循经选穴**：循经选穴是按照经脉循行的路线选取相应穴位的方法。一般先选取适用的经脉，再在所属经脉上选穴。比如胃气不足者，选取胃经，根据气虚选取后三里穴，肺热咳喘者，选取肺经的颈脉穴等。

**5. 辨证选穴**：对于临床上全身性的病证，由于无法按部位选穴，一般需要对病证进行辨证分析，在此基础上进行选穴治疗。对病证进行辨证，一般先将病证归属于某一脏腑或经脉，再与循经选穴结合选择穴位。如月经不调脾气虚弱证，归属脾经，在脾经、任脉选穴；肝气郁结证，归属肝经，在肝经、任脉选穴。

**6. 随症选穴**：有些穴位是对于某类症状有特殊疗效的，随症选穴即针对全身疾病的症状选取有效的穴位。例如，最常用的大椎、降温穴用于发热，三江、姜牙、蹄头穴用于腹痛，颈脉、耳尖、尾尖穴用于中暑、中毒，山根、分水穴用于急救等。

临床上各种选穴方法常配合应用，也可依据情况单独应用。

## （二）配穴原则

针灸如同方剂也有类似配伍的原则。临床实践中，根据选穴原则选定主穴后，一般还选取具有共同主治性能的穴位配合应用（称为配穴），主配穴结合以发挥穴位的协同作用。配穴应少而精，一般以 3~6 个为宜。常用的配穴原则有以下几种。

**1. 单、双侧配穴**：单、双侧配穴即选取患病同侧或两侧的穴位配合使用。四肢病常在单侧施针，脏腑病常选双侧穴位。有时，也可以把病侧穴位做为主穴，健侧穴位做为配穴，例如，面瘫选患侧锁口、开关为主穴，健侧的相同穴位为配穴等。

**2. 远近、前后配穴**：远近、前后配穴是指选取患病部位附近和远隔部位或体躯前部和后部具有共同效能的穴位配合使用。例如远近配穴，面瘫可以选锁口为主穴、开关为配穴，胃病选胃俞为主穴、后三里为配穴等。

**3. 背腹、上下配穴**：背腹、上下配穴是指选取背部与腹部或躯体上部和下部的穴位配合使用。例如背腹配穴，脾胃虚弱可以选脾俞为主穴、中脘为配穴，气胀可以选肷俞为主穴、关元俞为配穴等。

**4. 表里、内外配穴**：表里、内外配穴是指选取互为表里的两条经络上的穴位或体表与体内的穴位配合使用。例如表里配穴，脾虚可以选脾经的脾俞为主穴、胃经的后三里为配穴，肺热咳嗽可以选肺经的肺俞为主穴、大肠经的血堂为配穴等。

## 五、特定穴

特定穴即十四经中具有特殊治疗作用，并按特定称号归类的腧穴，包括五输穴、原穴、络穴、郄穴、八脉交会穴、下合穴、背俞穴、募穴，以及八会穴、交会穴。这些腧穴在十四经中占有相当大数量，无论是在针灸学的基本理论，还是临床应用方面均有着极其重要的意义。

### （一）五输穴

五输穴是指十二经脉在肘膝关节以下，各有称为井、荥、输、经、合的五个腧穴。五输穴的记载首见于《灵枢·九针十二原》："所出为井、所溜为荥、所注为输、所行为经、所入为合"。井、荥、输、经、合的五个腧穴是按经气的由小到大，由浅而深所作的排列。"井"穴多位于手足之端，是经气所出的部位，喻作水的源头，即"所出为井"。"荥"穴多位于掌指或跖趾关节之前，是经气流行的部位，喻作水流尚微，萦迂未成大流，即"所溜为荥"。"输"穴多位于掌指或跖趾关节之后，是经气渐盛，由此注彼的部位，喻作水流由小而大，由浅注深，即"所注为输"。"经"穴多位于腕踝关节以上，是经气正盛运行经过的部位，喻作水流变大，畅通无阻，即"所行为经"。"合"穴位于肘膝关节附近，是经气由此深入，进而会合于脏腑的部位，喻作江河水流汇入湖海，即"所入为合"。

五输穴又配属五行，阴井木，阳井金，阴荥火，阳荥水，阴俞土，阳俞木，阴经金，阳经火，阴合水，阳合土，均依五行相生的顺序。这也是子午流注针法按时取穴及合日互用开穴规律的理论基础。

五输穴在临床上是常用要穴，《灵枢·顺气一日分为四时》说"病在藏者取之井；病变于色者取之荥；病时间时甚者取之输；病变于音者取之经；经满而血者，病在胃，及以饮食不节得病者，取之于合"。《难经·六十八难》又说"井主心下满，荥主身热，俞主体重节痛，经主喘咳寒热，合主逆气而泄"，《难经·七十四难》："春刺井，夏刺荥，季夏刺俞，秋刺经，冬刺合"。临床上所称的补母泻子法也是根据《难经·六十九难》"虚者补其母，实者泻其子"的理论，按五输穴五行属性进行选穴。

（二）原穴

原穴是指十二经脉在腕、踝关节附近，脏腑原气留止的部位，合称"十二原"，即本原、原气之意。五脏原穴首载于《灵枢·九针十二原》，《灵枢·本输》补充了六腑原穴。

阴经的输穴与原穴合一，阳经则输穴与原穴分立。《难经·六十二难》说："三焦行诸阳，故置一俞，名曰原"，即三焦散布原气运行于外部，阳经的脉气较阴经盛长，故于输穴之外立一原穴。

原穴有调整其脏腑经络虚实各证的功能，如《灵枢·九针十二原》所说："五脏有疾也，应出十二原，十二原各有所出，明知其原，睹其应而知五脏之害矣"。

## （三）络穴

络穴是指络脉由经脉分出之处各有一穴，十二经在肘膝关节以下各有一络穴，加上躯干前的任脉络穴、躯干后的督脉络穴和躯干侧的脾之大络，合称"十五络穴"。《素问·平人气象论》还载有"胃之大络"名虚里，故也有"十六络穴"之说。

络穴各主治其络脉的病证。十二络穴能沟通表里两经，故有"一络通两经"之说。因此，络穴能治本经病，也能治其表里经之病。

原穴和络穴在临床上常相互配合使用，称"原络配穴"。

## （四）郄穴

郄穴是指各经脉在四肢部经气深聚的部位，大多分布于四肢肘膝关节以下。郄穴共有十六个，十二经脉、阴阳跷脉和阴阳维脉各有一郄穴。郄穴首载于《针灸甲乙经》，临床上常用来治疗本经所属脏腑的急性病证，阴经郄穴多治血证，阳经郄穴多治急性疼痛。脏腑病变时，可按压郄穴进行检查协助诊断。

## （五）背俞穴

背俞穴是指脏腑之气输注于背腰部的腧穴，位于背腰部足太阳膀胱经的第一侧线上，大体依脏腑位置而上

下排列。五脏背俞穴的名称和位置首载于《灵枢·背
腧》，在《针灸甲乙经》中载有三焦俞等全部脏腑俞，
《千金方》又补充了厥阴俞等。

背俞穴可治疗五脏病证。《素问·长刺节论》："迫
藏刺背，背俞也。"背俞穴也可以治疗与五脏相关的五官
九窍、皮肉筋骨等病证。如肝俞能治疗肝病，又能治疗
与肝有关的目疾、筋急等病；肾俞能治疗肾病，也可治
疗与肾有关的耳鸣、耳聋等。

（六）募穴

募穴是指脏腑之气结聚于胸腹部的腧穴。五脏六腑
各有一募穴，部位都接近其脏腑所在。募穴首见于《素
问·奇病论》，而后日渐完善。

募穴多治六腑病证。《难经·六十七难》说："阳病
行阴，故令募在阴"，《素问·阴阳应象大论》又说：
"阳病治阴"。当脏腑发生病变时，常在其相应的俞募穴
出现疼痛或过敏等病理反应。因此，募穴也有诊断相应
脏腑疾病的作用。临床应用中，募穴对于脏腑病证属于
邻近取穴，多与四肢远道穴配用，也可与背俞穴配合
使用。

（七）八会穴

八会穴是指脏、腑、气、血、筋、脉、骨、髓所会
聚的八个腧穴。八会穴首载于《难经·四十五难》："腑
会太仓（中脘），脏会季胁（章门），筋会阳陵泉，髓会
绝骨，血会膈俞，骨会大杼，脉会太渊，气会三焦外一
筋直两乳内（膻中）也"。

临床上，凡与此八者有关的病证均可选用相关的八

会穴来治疗。

（八）八脉交会穴

八脉交会穴是指四肢部通向奇经八脉的八个经穴。八穴的记载首见于窦汉卿《针经指南》。公孙为足太阴脾经与冲脉交会穴；内关为手厥阴心包经与阴维脉交会穴；外关为手少阳三焦经与阳维脉交会穴；临泣为足少阳胆经与带脉交会穴；申脉为足太阳膀胱经与阳跷脉交会穴；后溪为手太阳小肠经与督脉交会穴；照海为足少阴肾经与阴跷脉交会穴；列缺为手太阴肺经与任脉交会穴。

八脉交会穴既能治本经病，又能治奇经病，临床上可作为远道取穴单独选用，也可上下配合应用，如公孙配内关，治疗胃、心、胸部病证；后溪配申脉，治内眼角、耳、项、肩胛部位病及发热恶寒等表证等。

（九）下合穴

下合穴是指六腑之气下合于足三阳经的六个腧穴，即六腑下合穴。如《灵枢·本输》记载："六府皆出足之三阳，上合于手者也"，六腑之气通向下肢，在足三阳经上各有合穴，而手足三阳经又有上下相合的关系。《灵枢·邪气脏腑病形》又提出了"合治内府"："胃合于三里，大肠合于巨虚上廉，小肠合入于巨虚下廉，三焦合入于委阳，膀胱合入于委中央，胆合入于阳陵泉"，说明六腑病应取用其下合穴。胃、胆、膀胱三腑的下合穴，即本经五输穴中的合穴，而大肠、小肠、三焦三腑在下肢另有合穴，大肠、小肠下合于胃经，三焦下合于膀胱经。《灵枢·本输》说："大肠、小肠皆属于胃"，三焦是"太阳之别"。

下合穴是治疗六腑病证的主要穴位，临床常用的足三里治疗胃脘痛，下巨虚治疗泄泻，上巨虚治疗肠痈、痢疾，阳陵泉治疗胆绞痛，委阳、委中治疗三焦病变引起的癃闭、遗尿等。

（十）交会穴

交会穴首载于《针灸甲乙经》，是指两经或数经相交会合的腧穴。交会穴多分布于头面、躯干部，其功能为治本经病，同时兼治所交经脉的病证。如关元、中极是任脉与足三阴经的交会穴，故既可治任脉病证，又可治足三阴经的病证；大椎是督脉与手足三阳交会穴，既可治督脉的疾患，又可治诸阳经的全身性疾患；三阴交是足太阴脾经、足少阴肾经与足厥阴肝经交会穴，故不但能治脾经病，又能治肝、肾两经的疾病。

# 第三节　动物腧穴的定位方法

腧穴定位方法，又称取穴位。针灸治疗时取穴定位准确与否，对治疗效果有直接影响。如《元亨疗马集》说："针皮勿令伤肉，针肉勿令伤筋伤骨，隔一毫如隔泰山，偏一丝不如不针"，因此自古以来中兽医就非常强调取穴定位准确的重要性。临床需要掌握一定的定位方法，才能做到定位准确。小动物针灸常用的定位方法有以下几种。

（一）解剖标志定位法

穴位多在骨骼、关节、肌腱、韧带之间或体表静脉上，可用穴位局部解剖形态作为定位标志。其中又可分为静态和动态标志定位法。

**1. 静态标志定位法**

以动物不活动时的自然标志为依据。

（1）以器官作标志：根据动物身体结构特点如鼻尖、耳尖、尾根等作为标志定位。例如，唇沟上中 1/3 交界处取水沟穴，眼眶下缘取承泣穴，耳廓顶端取耳尖穴，尾巴末端取尾尖穴等。

（2）以骨骼作标志：例如，下颌关节后上缘取上关穴，第一胸椎棘突前缘取大椎穴，腰荐十字部取百会穴，肩胛骨前角取膊尖穴等

（3）以肌沟作标志：例如，髂肋肌沟内取脾俞穴，臂三头肌长头、外头与三角肌之间的凹陷中取抢风穴，股二头肌沟中取汗沟穴，胫骨前肌与趾长伸肌之间取后三里穴。

**2. 动态标志定位法**

以摇动肢体或改变体位时出现的明显标志作为定位依据。

（1）摇动肢体定位法：例如，上下摇动头部，在动与不动处取天门穴；上下摇动尾巴，在动与不动处取尾根穴等。

（2）改变体位定位法：血针穴位大都在体表浅静脉上，取穴时一般要改变动物体位使局部紧张，并在血管的近心端按压使血管怒张，从而出现明显标志。例如，

取耳尖穴，必须在耳根部按压；取三江穴，必须压低头部，在穴位下方按压。

（二）体躯连线比例定位法

在某些解剖标志之间画线，以一线的比例分点或两线的交叉点为定穴依据。例如，股骨大转子与坐骨结节的连线与股二头肌沟的交点取汗沟穴，胸骨后缘与肚脐连线中点取中脘穴等。

（三）指量定位法

以术者手指第二节关节处的横宽作为度量单位来量取定位。指量时，食指、中指相并（二横指）为 1 寸（3cm），加上无名指三指相并（三横指）为 1.5 寸（4.5cm），再加上小指四指相并（四横指）为 2 寸（6cm）。例如，背中线旁开四指的髂肋肌沟内取胃俞穴，耳后一指取风门穴等。

指量法适用于体型和营养状况中等的动物，如体型过大或过小，术者的手指过粗或过细，则指间距离应灵活放松或收紧一些，并结合解剖标志弥补。

（四）同身寸定位法

以动物某一部位（多用骨骼）的长度作为 1 寸（同身寸）来量取穴位。动物的体大则寸大，体小则寸小，度量比较科学。小动物可用肋骨同身寸法，即以髋结节水平线与倒数第 3 肋骨交叉点处的肋骨宽度作为 1 寸，以此为单位度量定穴。

（五）骨度分寸定位法

骨度分寸定位法是人体穴位的定位法，也可用于动物特别是小动物四肢穴位的定穴。方法是将身体不同部位的长度和宽度分别规定为一定的等份，作为量取穴位的标准。如前臂规定为 12 寸，在上 3 寸处桡沟中取前三里穴；小腿规定为 16 寸，在上 3 寸处腓沟中取后三里穴。

# 第十一章　小鼠的实验针灸穴位

## 第一节　小鼠的骨骼及针灸穴位

小鼠在现代针灸实验研究中作为实验对象得到了广泛的应用，但在实验研究之前的历代针灸古籍及文献或兽医书籍中并未有小鼠针灸穴位的记载。现在实验中常用的小鼠穴位多是参照了家畜或人体的穴位。参照人体穴位的小鼠穴位定位是按人体比例将人体穴位投影在小鼠身上的定位。

一、太阴经和阳明经穴位

（一）表 11-1 手阳明大肠经（LI）：合谷、手三里

| 编号 | 名称 | 定位 | 解剖 | 刺灸法 | 功能 |
|------|------|------|------|--------|------|
| LI4 | 合谷 | 前肢第一、第二掌骨之间，左右侧各一穴 | 皮下为指伸肌腱，有指背侧总动、静脉和神经分布 | 直刺1mm，可灸 | 镇痛，抗休克 |
| LI10 | 手三里 | 前臂背外侧上1/4 分点处的肌沟中，左右侧各一穴 | 动、静脉和神经分布 | 直刺2mm | 调节前肢神经、肌肉功能 |

## （二）表 11 – 2 足阳明胃经（ST）：足三里

| 编号 | 名称 | 定位 | 解剖 | 刺灸法 | 功能 |
|---|---|---|---|---|---|
| ST36 | 足三里 | 膝关节下方，腓骨小头下 0.3cm 处的肌沟中，左右侧各一穴 | 刺入胫、腓骨间隙，皮下为趾长伸肌、胫骨前肌，有胫前动、静脉和腓神经分布 | 直刺 3mm，可灸 | 镇痛，抗炎，调节脾、胃、肾功能，提高免疫功能 |

## （三）表 11 – 3 足太阴脾经（SP）：三阴交

| 编号 | 名称 | 定位 | 解剖 | 刺灸法 | 功能 |
|---|---|---|---|---|---|
| SP6 | 三阴交 | 后肢内踝尖直上 0.5cm 处，左右侧各一穴 | 皮下为指伸屈肌腱，有隐动脉、隐大静脉、胫后动、静脉和胫神经分布 | 直刺 1.5mm | 提高免疫功能，调节泌尿、生殖系统功能 |

## 二、少阴经和太阳经穴位

## （一）表 11 – 4 足太阳膀胱经（BL）：胃俞、肾俞

| 编号 | 名称 | 定位 | 解剖 | 刺灸法 | 功能 |
|---|---|---|---|---|---|
| BL21 | 胃俞 | 第十二胸椎后两旁的肋间中，左右侧各一穴 | 皮下为肋间肌，有肋间背侧动、静脉和肋间神经分布 | 向内下方斜刺 4mm | 调节胃肠道功能 |
| BL23 | 肾俞 | 第二腰椎后两旁凹陷中，左右侧各一穴 | 皮下为背最长肌和髂肋肌，有腰动、静脉分支和第二腰神经分布 | 向内下方斜刺 4mm | 提高免疫功能，调节生殖机能 |

## （二）表 11-5 足少阴肾经（KI）：涌泉

| 编号 | 名称 | 定位 | 解剖 | 刺灸法 | 功能 |
|---|---|---|---|---|---|
| KI1 | 涌泉 | 后肢掌心前正中，左右侧各一穴 | 皮下为骨间肌，有跖趾侧总动、静脉和神经分布 | 直刺 1mm | 调节肝肾功能，抗休克，调节代谢，增强免疫功能 |

## 三、厥阴经和少阳经穴位

### （一）表 11-6 手厥阴心包经：内关

| 编号 | 名称 | 定位 | 解剖 | 刺灸法 | 功能 |
|---|---|---|---|---|---|
| PC6 | 内关 | 前肢内侧，腕关节上方 0.3cm 处的桡、尺骨间，左右侧各一穴 | 刺入腕桡侧屈肌与指深屈肌之间，有骨间后动、静脉和正中神经分布 | 直刺 1~2mm | 镇痛，调节心血管功能 |

### （二）表 11-7 足少阳胆经：环跳

| 编号 | 名称 | 定位 | 解剖 | 刺灸法 | 功能 |
|---|---|---|---|---|---|
| GB30 | 环跳 | 后肢髋关节上缘 0.3cm 处，左右侧各一穴 | 皮下为臀浅肌和臀中肌，有臀后动、静脉分支和臀后神经分布 | 直刺 5mm，可灸 | 镇痛，调节后肢运动机能 |

## 四、督脉、任脉穴位和经外奇穴

### （一）表 11-8 督脉：长强、命门、大椎、人中

| 编号 | 名称 | 定位 | 解剖 | 刺灸法 | 功能 |
|---|---|---|---|---|---|
| DU1 | 长强 | 尾根与肛门之间的凹陷中，一穴 | 刺入肛门外括约肌与直肠尾骨肌之间，有直肠后动、静脉和神经分布 | 向前上方斜刺 3mm | 调节直肠及肛门功能 |

续表

| 编号 | 名称 | 定位 | 解剖 | 刺灸法 | 功能 |
|---|---|---|---|---|---|
| DU4 | 命门 | 背中线上，第二、第三腰椎棘突间，一穴 | 刺入腰背筋膜、棘上韧带、棘间韧带，有第二腰动、静脉和神经背支分布 | 直刺3mm，可灸 | 抗休克，调节肝脾功能 |

## （二）表11-9　任脉:关元、神阙、中脘、膻中、承浆

| 编号 | 名称 | 定位 | 解剖 | 刺灸法 | 功能 |
|---|---|---|---|---|---|
| RN4 | 关元 | 脐后方1cm处，一穴 | 在腹白线上，有腹壁后动、静脉分支和腰神经分布 | 斜刺1.5mm | 提高免疫，增强代谢，调节泌尿、生殖系统功能 |
| RN8 | 神阙 | 脐正中，一穴 | 在腹白线上，有腹壁前、后动、静脉分支和腰神经分布 | 艾灸，禁针 | 调节消化系统功能 |
| RN12 | 中脘 | 脐前方，脐与剑突连线的中点处，一穴 | 在腹白线上，有腹壁前动、静脉分支和第十肋间神经分布 | 斜刺1~2mm | 提高免疫功能，调节消化系统功能 |
| RN17 | 膻中 | 胸骨正中线上，平第四、第五肋间，一穴 | 皮下为胸廓内动、静脉和第四肋间神经分布 | 斜刺1~2mm，可灸 | 提高免疫功能，调节呼吸功能 |

续表

| 编号 | 名称 | 定位 | 解剖 | 刺灸法 | 功能 |
|------|------|------|------|--------|------|
| RN24 | 承浆 | 下唇正中毛际下 0.1cm，一穴 | 皮下为口轮匝肌，下唇动、静脉和颏神经分布 | 向后斜刺 1mm | 镇痛，调节消化功能 |

## （三）表 11－10 经外奇穴：耳尖

| 编号 | 名称 | 定位 | 解剖 | 刺灸法 | 功能 |
|------|------|------|------|--------|------|
| EX－HN6 | 耳尖 | 耳尖背侧，左右耳各一穴 | 皮下为耳廓软骨，有耳后动、静脉和耳后神经分布 | 沿耳廓向下平刺 1mm | 抗休克，解毒，解痉，调节体温 |

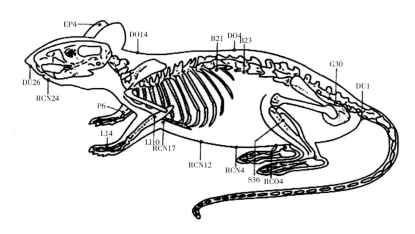

图 11－1　小鼠的骨骼及实验针灸穴位

# 第二节 大鼠的骨骼及实验针灸穴位(可供参考)

在以小鼠为实验对象的现代针灸研究中，有些穴位在以往研究中并未使用过。大鼠与小鼠的解剖结构极其相似，此时若所研究穴位在大鼠上使用过，一般可以在定位操作上作为小鼠的参考依据。故附大鼠常用穴位如下，以供参考。

## 一、太阴经和阳明经穴位

### (一) 表11-11 手太阴肺经 (LU)

| 编号 | 名称 | 定位 | 解剖 | 刺灸法 | 功能 |
|---|---|---|---|---|---|
| LU5 | 尺泽 | 肘弯横纹偏外的凹陷中，左右侧各一穴 | 刺入臂二头肌止腱桡侧，有臂浅动、静脉和前臂内侧皮神经分布 | 直刺3mm | 调节呼吸功能 |
| LU9 | 太渊 | 腕横纹桡侧的凹陷中，左右侧各一穴 | 皮下为腕桡侧屈肌，有桡动、静脉、头静脉和正中神经浅支分布 | 直刺1mm，可灸 | 镇痛，调节呼吸功能 |

### (二) 表11-12 手阳明大肠经 (LI)

| 编号 | 名称 | 定位 | 解剖 | 刺灸法 | 功能 |
|---|---|---|---|---|---|
| LI11 | 曲池 | 桡骨近端，肘关节外侧前方的凹陷中，左右侧各一穴 | 刺入腕桡侧伸肌与指总伸肌之间，有正中动、静脉及桡神经分布 | 直刺4mm，可灸 | 镇痛，抗休克，解痉 |

## 二、少阴经和太阳经穴位

### (一) 表 11 - 13 手少阴心经 (HT)

| 编号 | 名称 | 定位 | 解剖 | 刺灸法 | 功能 |
|------|------|------|------|--------|------|
| HT3 | 少海 | 肘关节内侧横纹与臂骨髁之间的凹陷中,左右侧各一穴 | 刺入肘肌,有尺侧副动、静脉和尺神经分布 | 直刺3mm,可灸 | 调节前肢运动功能 |
| HT7 | 神门 | 前肢内侧腕部横纹的尺骨边缘,左右侧各一穴 | 刺入腕尺侧屈肌,有尺动、静脉和尺神经掌侧支分布 | 直刺1mm,可灸 | 调节脑神经功能 |

### (二) 表 11 - 14 手太阳小肠经 (SI)

| 编号 | 名称 | 定位 | 解剖 | 刺灸法 | 功能 |
|------|------|------|------|--------|------|
| SI3 | 后溪 | 第五掌骨小头后方,掌横纹头处,左右侧各一穴 | 皮下为指伸肌腱,有第五指背远轴侧固有动、静脉和尺神经背侧支分布 | 直刺3mm,可灸 | 镇痛 |

### (三) 表 11 - 15 足太阳膀胱经 (BL)

| 编号 | 名称 | 定位 | 解剖 | 刺灸法 | 功能 |
|------|------|------|------|--------|------|
| BL13 | 肺俞 | 第三胸椎后两旁的肋间中,左右侧各一穴 | 刺入斜方肌、髂肋肌沟内,有肋间背侧动、静脉和神经分布 | 直刺6mm,可灸 | 调节呼吸及肺脏功能 |

| 编号 | 名称 | 定位 | 解剖 | 刺灸法 | 功能 |
|------|------|------|------|--------|------|
| BL15 | 心俞 | 第五胸椎后两旁的肋间中，左右侧各一穴 | 刺入斜方肌、髂肋肌沟内，有肋间背侧动、静脉和神经分布 | 直刺6mm，可灸 | 调节心脏功能 |
| BL17 | 膈俞 | 第七胸椎后两旁的肋间中，左右侧各一穴 | 刺入背阔肌、髂肋肌沟内，有肋间背侧动、静脉和神经分布 | 直刺6mm，可灸 | 调节膈肌功能 |
| BL60 | 昆仑 | 后肢外踝与跟突之间的凹陷中，左右侧各一穴 | 刺入跟腱与趾深屈肌腱之间，有隐小静脉和小腿后皮神经分布 | 直刺3mm | 止痛，调节下肢运动功能 |
| BL62 | 申脉 | 后肢外踝正下方的凹陷中，左右侧各一穴 | 皮下有隐小静脉和胫神经分布小腿后皮神经分布 | 直刺1mm | 调节脑神经功能 |

## （四）表11-16 足少阴肾经（KI）

| 编号 | 名称 | 定位 | 解剖 | 刺灸法 | 功能 |
|------|------|------|------|--------|------|
| KI6 | 照海 | 后肢内踝下0.1cm处，左右侧各一穴 | 皮下为跖方肌，有隐动脉、隐大静脉和隐神经、胫神经分布 | 直刺1mm，可灸 | 调节消化、泌尿系统功能 |

### 三、厥阴经和少阳经穴位

#### (一) 表 11 – 17 手少阳三焦经 (SJ)

| 编号 | 名称 | 定位 | 解剖 | 刺灸法 | 功能 |
|---|---|---|---|---|---|
| SJ5 | 外关 | 前肢外侧，腕关节上方0.3cm处的桡、尺骨间，左右侧各一穴 | 刺入指总伸肌与指外侧伸肌腱之间，有骨间前动、静脉和桡神经的分支分布 | 直刺1mm，可灸 | 镇痛 |
| SJ10 | 天井 | 肘突与臂骨外上髁间的凹陷中，左右侧各一穴 | 刺入臂三头肌止腱、肘肌，有臂深动、静脉分支和桡神经肌支分布 | 直刺4mm | 镇痛，调节前肢神经肌肉功能 |

#### (二) 表 11 – 18 足少阳胆经 (GB)

| 编号 | 名称 | 定位 | 解剖 | 刺灸法 | 功能 |
|---|---|---|---|---|---|
| GB34 | 阳陵泉 | 腓骨小头前下方，足三里后上方0.5cm处的凹陷中，左右侧各一穴 | 刺入腓骨长肌，有胫前动、静脉和腓总神经分布 | 直刺6mm | 调节泌尿系统功能及胆汁分泌 |

#### (三) 表 11 – 19 足厥阴肝经 (LR)

| 编号 | 名称 | 定位 | 解剖 | 刺灸法 | 功能 |
|---|---|---|---|---|---|
| LR3 | 太冲 | 后肢足背第一、第二跖骨间的凹陷中，左右侧各一穴 | 刺入第一、第二跖骨之间，有第二趾背侧总动、静脉和腓神经分布 | 直刺1mm，可灸 | 止痛，调节泌尿系统功能 |

## 四、督脉、任脉穴位和经外奇穴

### (一) 表 11－20 督脉

| 编号 | 名称 | 定位 | 解剖 | 刺灸法 | 功能 |
|------|------|------|------|--------|------|
| DU6 | 脊中 | 第十一、第十二胸椎棘突间的凹陷中,一穴 | 刺入棘上韧带、棘间肌和棘间韧带内,有肋间背侧动、静脉背支和肋间神经背支分布 | 直刺4mm | 调节消化系统功能 |
| DU16 | 风府 | 枕骨顶嵴后,枕寰关节背侧的凹陷中,一穴 | 皮下为夹肌及头背侧直肌起点,有枕动、静脉和枕神经分布 | 向后下方斜刺1mm | 解痉,抗休克 |
| DU20 | 百会 | 顶骨正中,一穴 | 皮下有颈外动、静脉和枕大神经分布 | 向前或向后斜刺2mm | 提高免疫功能,扶正补气 |

### (二) 表 11－21 经外奇穴

| 编号 | 名称 | 定位 | 解剖 | 刺灸法 | 功能 |
|------|------|------|------|--------|------|
| EX－B 7 | 十七椎 | 腹荐结合部背侧正中,一穴 | 皮下为腰动、静脉分支和腰神经背支分布 | 直刺3mm | 调节盆腔器官及后肢功能 |
| EX－UE 9 | 八邪 | 前足背侧,第二到第四掌指关节间后缘,左右肢各三穴 | 皮下为骨间肌,有指背侧总动、静脉分支和神经分布 | 向掌心斜刺2mm | 抗休克 |

| 编号 | 名称 | 定位 | 解剖 | 刺灸法 | 功能 |
|---|---|---|---|---|---|
| EX - LE 2 | 鹤顶 | 后肢髌骨上缘正中点，左右肢各一穴 | 皮下为股四头肌止腱，有膝上动、静脉网和股前皮神经分布 | 直刺 2mm | 镇痛，调节后肢运动功能 |
| EX - LE 10 | 八风 | 后足背侧，第二到第四跖趾关节间后缘，左右肢各三穴 | 皮下为骨间肌，有趾背侧总动、静脉和神经分布 | 向后斜刺 2mm | 抗休克，调节泌尿系统功能 |

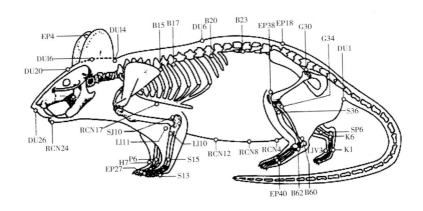

图 11 - 2   大鼠的骨骼及实验针灸穴位

# 第四篇　伦理篇

# 第十二章　早期动物的保护思想

## 第一节　西方早期的动物保护运动

早在中世纪时期，一些早期的西方思想家们已经意识到世界并非人类是唯一主宰者，非人类动物也如同人类一样生活在地球上，也同样拥有与人类同等的自由生活权利。虽然非人类动物不能用语言表达自己的思想，不能用行动证明自身意义，但它们有与人类相似的结构，有相似的功能，正如伏尔泰所说，"非人类动物仍然是有灵魂的生物，它们的灵魂是上帝赋予的"。

### 一、西方早期禁止虐待动物的相关组织

#### （一）英国皇家反虐待动物协会

1824 年，伦敦牧师亚瑟·布容与倡导废除奴隶制的国会议员威廉·威尔伯福斯共同倡议，成立了*防止虐待动物协会*(Society for the Prevention of Cruelty to Animals, SPCA)。协会通过一系列报刊宣传保护动物，禁止虐待动物，希望可以建立广大人民群众爱护动物和照顾动物的思想。1840 年，英国女皇授予其"皇家"称号，防止虐待动物协会正式更名为*英国皇家反虐待动物协会*(Royal Society for the Prevention of Cruelty to Animals, RSP-CA)。

## （二） 美国防止虐待动物协会

随着 RSPCA 世界第一个防止虐待动物组织的建立，西方各个国家也陆续成立本国的防止虐待动物协会。1866 年，美国也成立了第一个防止虐待动物协会（American Society for the Prevention of Cruelty to Animals, AS-PCA）。其意义在于他们将蓄意不给动物进食、不为动物提供必要的医疗等等都列在干预之内。

## 二、 动物解放平等思想

彼得·辛格观点：西方历史上，对于动物关怀爱护的问题上，一直存在很大的分歧，一些人认为动物没有自己的思想，它们的存在就是为人类而服务的，这是源于西方宗教神学及哲学文化为这种人类中心论的观点打下了坚实的基础。直到 1975 年，一位名叫彼得·辛格的哲学家出版了一本有关动物在人类社会中的地位以及人与动物关系的书——《动物解放》。这本书的出版在伦理学界、哲学界、和其他领域激起了不小的波澜。这本书中首次提出了"动物解放"的概念，提出"一切物种皆平等，都天然拥有某些基本权利"的观点。

辛格认为人与动物是平等的，动物享有与人类平等的权利，人们在追求认知权利时也不能超越生命的神圣性。该理论的提出，推动了社会人类文明发展的进程，是动物解放论的先行者，而此次理论的提出也被称为第三次解放——物种解放。

### 三、动物权利理论

汤姆·雷根观点："如果像我相信的，人类彼此之间负有这种独立与正义要求的义务，那么没有理由不把同类义务扩展到动物那里。"这是美国著名思想家汤姆·雷根的一句话。汤姆·雷根通过《为动物权利辩》（《The Case for Animal Rights》）这本书首次提出了"动物权"的概念，他认为有些动物与人类同样具有意识、兴趣、感觉、疼痛的能力，均具有"天赋价值"。雷根完全反对动物实验的进行，尽管动物实验可以为人类社会带来福祉，这也在当时西方国家引起了一番争议，但由于动物权利这一观点的提出使得动物被赋予了旷古烁今的道德地位。

### 四、早期实验动物福利论

实验动物迄今为止都是动物福利论争论的焦点。实验动物作为特殊的动物群体，在人类社会发展和生命科学研究中有着不可或缺的地位，但如何使得实验动物与资源动物、娱乐动物一样在健康快乐的状态下生活直至死亡，人们一直没有找到解决的途径。

1966 年，美国颁布了《实验动物福利法》，自此以后，"实验动物福利"等诸如此类的概念进入了文明大众的视野。

1895 年，美国国会通过了《提高实验动物福利标准法》修订案。

1986 年，欧洲议会制定了《保护用于实验和其他科学目的脊椎动物的决定》。

2000 年，澳大利亚通过了《动物福利法》，这也预示着，动物法律的制定使得动物实验更加规范，其结果更加准确可靠。实验动物们在实际中得到了应有的保障。

# 第二节　古老宗教在善待动物中的作用

## 一、佛教

佛教虽然起源于印度，但在中国得到了广泛的传播，而且产生了深远的影响。佛教中主张"众生平等""缘起""护生"等思想，因此佛教中有一条最重要的戒律——"戒杀"。其旨在尊重生命、热爱生命，无论生命大小，无论生命的高低贵贱，皆不得杀害。汉传佛教中要求僧人不得食肉亦是对此理论最有力的论证。

佛教不仅反对杀戮还鼓励放生，就是用钱赎买被捕动物，将其放回原来栖息的地方重获生命自由。为此释迦摩尼佛还在印度地区每年 4 月 16 日至 7 月 15 日定为安居期，称为僧安居。在此期间禁止僧徒们进出道场，此时正是草木、虫类繁殖最盛时期。

这些都很好诠释了佛教在对待动物的问题上的客观性，真正做到了尊重生命、敬畏生命、热爱生命、一切众生皆平等的原则，走到了各领域保护动物的前沿。

## 二、伊斯兰教

许多宗教都提倡善待动物保护动物，伊斯兰教也不例外，他们认为，动物也是真主的被造物，作为万物之首的人类有保护、照顾这些动物的义务。动物无忧无虑的生存，体现着真主的怜悯与仁慈。《古兰经》倡导穆斯林教徒们多观察牲畜、鸟类、昆虫等，以此来了解真主的大能。

伊斯兰教主张，人类是真主在大地上的"代治者"。保护动物的权利是真主赋予人类作为大地"代治者"的"艾玛奈"（信托）。在这个前提下，不论是人类还是一般动物，都应当享有不受饥渴、生活舒适、表达天性的自由。与人类共同居住的牲畜和其他动物都有生存的权利，人类应该向它们提供必要的饮食，即使闲置无用、病、老的动物，也要善待。即使在屠宰动物的时候，伊斯兰教法要求宰牲时不能在活着的动物前进行屠宰，这一点其实就是顾及到了动物的权益，同时也体现了伊斯兰教仁慈万物的精神。

伊斯兰教法对屠宰的规定，就是基于动物应该享有一定福利的要求。伊斯兰教屠宰法规定，屠宰要用锋利的刀子，尽量做到刀子下去立刻结束生命，因此特别看重刀口和屠宰位置，务必宰于动物喉结下方，并且要立刻割断喉管，割断喉管的标志就是切断动物的动、静脉，以及食管、气管。科学证明，锋利的刀刃加上快速运刀，恰是对动物的怜悯。因为当时的那种"疼感"其实是皮下痛觉神经的特有功能，切断痛觉神经等于使动物麻醉。另外，颈静脉被割断后，大脑供血立刻中断，脑细胞缺氧，动物便失去了"感觉"。

## 三、印度教

印度教对牛有着特殊的眷顾，牛对于印度教徒来讲为"神牛"。印度人关爱动物的行为在人类社会发展历史上也是有迹可循的，它跟原始宗教不随意屠杀动物的禁忌有着相似之处。印度宪法规定，对神牛要加以保护，印度中央邦甚至规定，杀牛是违法行为，杀牛者要被处以 3 年监禁或重罚。甘地曾经说过："对待乳牛要像对待母亲一样"。由此可以看出，虽然印度是个多元化、多宗教、多种族的国家，但保护动物的思想没有因为现代文明的出现和市场经济的发展而消失。

# 第三节　中国早期动物保护

## 一、中国古代保护动物观点

　　作为人类社会的共同问题，动物保护的行为及其伦理思想在中国其实古已有之，从中国传统伦理思想关于对人与动物关系的不断审视中就可见其"源远流长"。可以说，中国的传统文化和哲学思想中蕴涵着大量可滋养动物保护理念的土壤和源泉。

　　我国传统文化中崇尚"仁、义、礼、智、信"，把"仁"摆在首位，孔孟之道中强调"仁者爱人"和"仁者爱物"。意思是把天地、大自然当成父母，把人民当作同胞兄弟，把万物看成人类的伙伴和朋友，容纳万物生灵，主张人与自然、人与人、人与物和谐相爱。

　　百家争鸣时期儒家后期著名思想家荀子提出"万物各得其和以生，各得其养以成"是关于要以适宜动植物生养的方法和态度来对待自然万物的观点。这种思想说明了其他物种对于人类的重要性，认同了自然万物对于人类的"生生之德"，人类必须尊重万物生息的自然规律，因而尊重万物、爱护生命，使自然中的万物生灵各按其规律相生养，进而相适宜。

## 二、中国现代保护动物的概况

### （一）濒危动物保护

每种野生动物都有它们天然的栖息环境，保证着它们的生息繁衍，如果这种栖息环境遭到破坏，动物的自然存续就面临危机，即使没有人捕食，也难以生存。保护野生动物，归根结底还是要保护它们的栖息地。中国已建立了数百处濒危动物自然保护区，使相当一部分濒危动物得到切实保护，野驴、野牛、亚洲象、白唇鹿、羚牛、马鹿、金丝猴、大鸨等的数量，已有明显增加。

### （二）野生动物保护

野生动物的生存与发展维系着生态系统的平衡与稳定，伴随着人类社会的生存与发展，已成为人类生产生活的一项重要战略资源，是事关社会经济可持续发展的重要生态资本。我国野生动物种类及其生存环境丰富多样，地域差异明显。自1950年起我国政府颁发了《关于稀有动物保护办法》起，至今共颁发了29部法律法规。这些法律法规的颁布实施，为我国的野生动物保护事业提供了有力的法律保障。

### （三）实验动物保护

随着改革开放的进程，中国在动物实验这方面的推进速度很快，已经颁布并实施了国家标准对实验动物的环境设施、质量控制、饲料营养等进行规范。按照国际化的标准建立饲养场、实验室等，提供其生长、饲养的相关条件。用非人灵长类动物做实验时，也会给其提供电视等福利待遇。

中国近年来对于实验动物的管理逐步重视，一方面经济的发展和社会的进步对动物福利及动物保护逐步提到一定的高度；另一方面，医学教育、生命科学研究及药物研发等的提高和与国际接轨的需求使得国内对于实验动物的管理和福利方面得到越来越多的重视，实验动物管理的机构逐步完善，出台了对于实验动物环境设施及实验动物管理的规范及要求，这一系列的政策都对实验动物做好了保障工作，在事实上保护了实验动物。

# 第十三章　医用实验动物学

## 第一节　实验动物学概论

### 一、实验动物学基本概念

实验动物学（Laboratory Animals Science，LAS）是指以实验动物为主要研究对象，并将培育的实验动物应用于生命科学等研究的一门综合性学科。

实验动物（Laboratory Animals，LA）是指经人工培育或人工改造，对其携带的微生物实行控制；遗传背景明确，来源清楚，用于科学实验、药品、生物制品的生产和检定及其他科学实验的动物。

### 二、实验动物模型

#### （一）何谓实验动物模型

实验动物模型（Laboratory Animal Models）是指用于正常生物和行为学研究或病理过程研究的动物模型，其研究内容至少有一方面与人类或其他动物是相似的。在实际工作中，大多数实验动物模型是针对人类疾病的发生、发展和治疗而言的。

## （二）实验动物模型分类

**1. 自发性动物模型**（Spontaneous Animal Models）是指实验动物未经任何有意识的人工处置，在自然情况下所发生的疾病。很多自发性动物模型在研究人类疾病时具有重要的价值，如自发性高血压大鼠、中国地鼠的自发性真性糖尿病、小鼠的各种自发性肿瘤、山羊的家族性甲状腺肿等。利用这类动物疾病模型来研究人类疾病的最大优点，即是疾病的发生、发展与人类相应的疾病很相似，均是在自然条件下发生的疾病，其应用价值就很高。但是这类模型来源较困难，不可能大量应用。在这方面小鼠和大鼠的各种自发性疾病模型开发和应用得最多。这类模型在遗传病、代谢病、免疫缺陷病、内分泌疾病和肿瘤等方面的应用也正日益增多。

**2. 诱发性或实验性动物模型**（Experimental Animal Models）是指研究者通过使用物理的、化学的和生物的致病因素作用于动物，造成动物组织、器官或全身一定的损害，出现某些类似人类疾病时的功能、代谢或毒素使动物患相应的传染病，又如用化学致癌剂、放射线、致癌病毒诱发动物的肿瘤等。此类方法经常用于药物筛选。

上述两种动物模型分类仅仅是按照实验动物模型产生的原因分类，还有很多种分类方式，例如：按照系统病理过程分类、按模型种类分类等。本实验采取的是诱发性或实验性动物模型的办法，本方法的优势在于能在短时间内复制出大量疾病模型，并能严格控制各种条件使复制出的疾病模型适合研究目的需要。反复 CIR 模型在人类身上是不可能完成的任务，所以必须利用实验动物代替。通过对反复 CIR 小鼠电针针刺治疗，探究出电针治疗反复 CIR 此病理机制的内在联系，虽然不具有自发性动物模型的天然相似性，但通过人为干预使得动物模型趋近相同，再经过大量的实验研究，将此方法推向临床应用也就指日可待了。

## 第二节　实验动物学发展简史

人类对生命的认识经过了漫长而曲折的历史，在此过程中四大文明古国都对生命探索做出了伟大贡献，尽管他们对生命的认识都充满了宗教色彩，但不可否认的是他们成为日后生命探索工程的萌芽。

西方医学奠基人希波克拉底通过动物解剖，认识到了大脑是知觉的"感应器"及"发送器"，而并非心脏；著名的伟大哲学家亚里士多德通过亲自解剖动物，著有《动物的组成部分》《动物的生死》等书，为后世解剖学研究打下了深厚基础。

到了欧洲文艺复兴时期最为著名的画家达·芬奇在解剖学上实现了质的飞跃。他经过佛罗伦萨医院的获准，解剖了大约 30 具人体（包括 7 个月大的胎儿和年迈的老人），做了初步的生理实验。现代解剖学奠基人维萨里发表了《人体的构造》不仅纠正了早先解剖学上的错误，更从根本上改变了西方世界对人体的传统观念。

正因为对人体和动物的正常生理解剖有了正确的认识，人们开始向人类各种疾病的预防和治疗发起挑战，这样就诞生了一门新生学科——实验动物学。全世界的科学家致力于各项动物研究，自此之后，又诞生了细胞免疫学说、免疫学说等等。更通过动物实验，免除了天花；发明了疫苗预防狂犬病、鸡霍乱；发现破伤风杆菌和白喉杆菌，首创血清疗法。

进入二十世纪后，实验动物应用于各行各业，实验动物的种类也越来越多。面对着实验动物对人类所做出的贡献，人类也逐步制定法规保障实验动物的基本自由生活权利，又诞生了实验动物福利学说和"3R"原则。时至今日，更有科学家提出了实验动物代替方法，进一步保障了实验动物的自由生活权利。

## 第三节　实验动物学的意义和作用

### 一、避免了在人身上进行实验所带来的危险

无论是何种实验都具有潜在的损伤，甚至为了研究需要可以损伤组织，针对人类而言，有些损伤是不可逆的，而在实验动物上是可修复损伤，即使不可修复也可以对动物进行人道主义灭亡，所以人类可以通过动物模型实现对中毒、肿瘤、核污染等疾病的研究。

### 二、可以克服人类某些疾病潜伏期长、病程长和发病率低的缺点

临床上有许多疾病并不常见，甚至有些家族遗传病只发生在个别家庭，针对此类现象的发生，可以通过动物模型在短时间内大量复制此类疾病模型，通过对动物

模型的多次反复研究，找到比较有效的治疗方法，或者找到疾病发生的本质，为今后治疗此等疾病研究奠定基础。

不仅如此，针对病程长、潜伏期长的疾病，如糖尿病、冠心病尤其是家族遗传性疾病的治疗，人类的代偿机制相对完善或者是隐形基因表达，对于整个研究过程来讲是很长的，但实验动物则可尽量避免此类情况，因为动物相对于人类而言生命周期短、代偿机制弱、基因表达相对稳定。因此对于临床上潜伏期长、病程长、发病率低的疾病可以做大量实验研究，探究某些疾病的发生机制，或者通过系统观察，尽可能的找出致病因素，从而预防此类疾病。

# 第十四章　现代实验动物福利

## 第一节　实验动物福利的研究对象

### 一、实验动物设施与环境等级

实验动物设施以及环境等级对实验动物有着至关重要的影响。实验设施要针对实验动物而设计，一切以实验动物的生活习惯为出发点，使得实验动物感觉安稳、舒适。环境等级也与实验动物的饲养、繁殖息息相关，如果没有好的环境，实验动物在饲育过程中出现感染甚至死亡的现象，会在一定程度上影响到实验结果的科学性。环境等级的优良可以通过实验室内温度、湿度、空气洁净度等来衡量，而且还有一些影响实验动物的生活质量的因素也不容忽视，例如噪音、光照等。简而言之，实验动物设施与环境等级就是要为实验动物提供优良的栖息场所，让实验动物可以安心无痛苦的生活。

### 二、实验动物的饲养与管理

实验动物的饲养是保障实验动物生活的基本条件。饲料的供应以及质量应该严格按照国家制定的标准供给；饮用水要保证安全性和供给量；垫料应选择松软、吸湿性强、无异味的优质材料。所有与实验动物接触的生活必备品必须严格进行微生物、寄生虫的控制，避免因此带来的实验动物感染现象，确实保障实验动物不受疾病威胁。

### 三、实验动物饲育人员与实验动物定期检查

实验动物饲育人员首先应进行实验动物科学知识和伦理道德教育，加强饲育人员的个人素质和专业技能。对于实验动物要进行定期的检查，确保实验动物的身心健康。若实验动物出现异常死亡时，应及时上报，排查原因，避免更多实验动物死亡以及人类感染。

# 第二节 实验动物福利的主要内容

动物福利的基本指导原则就是让实验动物在康乐的状态下生存，无痛苦的状态下死去。针对这一基本指导原则，许多专家学者制定了实验动物的福利的基本内容。

### 一、饲育与管理过程中的实验动物福利

#### （一）实验动物环境设施管理

对于实验动物最重要的就是饲育环境，饲育环境的好坏直接影响到实验动物的生存质量。首先，选址应当尽量避免噪音大的喧闹市区或者强烈振动的铁路、码头；其次，动物实验场所应远离工业污染区、核能研究所等易对实验场所周边发生较大影响的地区；再次，对于实验场所内的布局应该符合国家基本标准，包括繁育生产区、动物实验区、仓库、维修所、能源供应站，而且在

隔离区内压强变化相交接处设置缓冲装置；最后，实验动物的环境卫生指标也不容忽视，实验动物的环境卫生指标应确保实验动物的生存质量以及动物实验的科学性。温度、湿度、光照、压强、空气质量、微生物菌群等一系列主要环境治疗均要达到我国制定的标准范围之内。

（二）实验动物笼具及空间要求

笼具的选择关系到实验动物平素生活质量，而且要为实验动物提供足够的生活空间。笼具应选择无毒、无异味、耐腐蚀、耐高温、可反复消毒杀菌的耐用材料，对于笼具的卫生条件也要密切关注，定期的清洗、消毒，防止细菌的滋生。笼具内的垫料要及时更换，对实验动物的排泄物及时清理，若有条件可以在笼具内放一些可供实验动物嬉戏的物品。

各类实验动物所占空间应符合国家制定的标准，保证笼具内每只动物可完成转身、站立、伸腿、卧躺等自然行为（孕产期实验动物所占空间最小面积至少应达到该种动物最小面积的110%以上）。

（三）许可证制度

依照《实验动物管理条例》《实验动物质量管理办法》规定，国家对实验动物的生产和使用实行许可证制度。若未得到实验动物许可证的单位私自养殖实验动物或进行动物实验将追究法律责任，导致动物死亡或虐杀实验动物者将追究刑事责任，并且所进行的动物实验一律视为无效，动物实验所获利益需全部上缴。

## 二、运输中的实验动物福利

实验动物在运输过程中，要遵守相关法律，国内运输要遵守国内相关法律法规，国际运输不仅要遵守道路运输标准，对于运输包装也有严格的规定，必须符合*国际航空运输协会*（International Air Transport Association, IATA）[①]的要求。

实验动物的运输应该本着安全、舒适、快速、卫生的原则。在运输实验动物的过程中严禁捆绑、虐打动物，并且不能因防止实验动物的逃逸而对实验动物喂食镇静类药物以及固定动物。如果运输时间较长（一般为超过6h），需为实验动物配备足够的饲料及饮水。运输道路应选择如国道等建设完善的道路，尽量避免行驶在崎岖的山路或较为颠簸的道路，防止实验动物因运输条件不良而出现无故死亡现象。运输内环境应注意保持卫生清洁度，必要时要提供通风设备以保证实验动物的自主呼吸，避免有毒有害气体损害实验动物健康。

在运输途中还有以下几项注意事项：首先，运输人员应是经过专门培训，充分掌握实验动物方面知识并能灵活运用其中；其次，实验动物在装卸中，应最后装上，最先卸下；最后，若遇到极其恶劣的天气时，应对实验动物采取保护措施。

---

① IATA，从组织形式上是一个航空企业的行业联盟，属非官方性质组织，但是由于世界上的大多数国家的航空公司是国家所有，即使非国有的航空公司也受到所属国政府的强力参与或控制，因此航协实际上是一个半官方组织。它制定运价的活动，也必须在各国政府授权下进行，它的清算所对全世界联运票价的结算是一项有助于世界空运发展的公益事业，因而国际航协发挥着通过航空运输企业来协调和沟通政府间政策，解决实际运作困难的重要作用。

### 三、实验中的实验动物福利

#### （一）检疫要求

依照《中华人名共和国防疫法》的规定，饲养实验动物的单位及个人必须要做好动物疫病的检测工作，及时预防动物疫病的发生，并且接受动物防疫部门的监督。若为境外引进动物必须遵守《中华人民共和国进出境动植物检疫法》和《中华人民共和国进出境动植物检验实施条例》，到达后，引进动物必须隔离检疫，确定无传染病后方可进行饲养。严格禁止从疫病区引进动物，避免动物及人类交叉感染。

#### （二）从业人员要求

所有接触实验动物人员必须经过道德伦理教育，并具有保护爱护动物的观念。实验操作人员还要经过系统的培训，掌握熟练的技能，并且通过实验动物伦理委员会的审查。实验饲育人员要充分掌握饲育知识，严禁挑逗、虐待实验动物，并且尽可能对实验操作人员在进行实验过程中提出优化实验设计，降低实验动物疼痛的合理化建议。若实验室有条件的话，还可配备有经验的兽医。

#### （三）实验操作要求

实验进行过程中，若实验过程会对实验动物产生较大的疼痛（尤以外科为主）时，必须对实验动物进行麻醉，假若麻醉剂会对实验结果产生偏倚，则要用镇痛类药物减轻实验动物的疼痛。麻醉剂的用量也要进行精准的计算，麻醉剂的类型应根据实验动物的类型加以选择，降低实验动物的麻醉风险。

实验造模过程中，要时时注意消毒降低感染风险，造模结束后要密切观察实验动物有无感染现象。对于实验器具要经过严格的消毒灭菌后方可使用，禁止实验器具未经消毒进行使用，或在实验中进行交叉使用，避免提高实验动物感染的风险。

## 第三节　实验动物福利的研究意义

实验动物作为人类的替身，代替人类探索生命的奥秘，为人类健康及科学研究奉献了宝贵的生命，对此我们应该对他们表示深深的歉意及崇高的敬意。正因如此，人们提出了对实验动物要进行福利保障，这是社会文明发展的必然产物，也是科学研究的必经发展过程。实验动物作为特殊的研究对象，是医药、生物制品中不可或缺的基础条件，被广泛应用到各个领域。

### 一、实验动物福利与医药临床的关系

动物实验中绝大多数是用于医药方面，通过进行动物实验探究复杂、新发、多发疾病的发病机理，从而找出适当的解决途径，或者就某种药物的研发，对疾病的治疗效果，产生的毒副作用都需经过大量的实验研究获得。然而，这些实验在一期、二期是绝对不可能在人类身上进行的，曾经有些人提出利用死因来进行活体实验，但最终被否决了，因为这是违反人道主义中生命大于一切的观念，即使死因也不例外，这样就使得实验动物绝

对代替了人类进行实验。

实验动物在治疗疾病以及预防疾病中有着不可代替的地位，因此对于实验动物更要关爱，不能肆意虐杀。实验动物的福利就是人为制定一些法律法规来确保实验动物的心理和生理健康，保障了实验动物的身心健康才能更好的为生命科学研究结果的真实性、准确性、客观性，同时还体现了人道主义对实验动物的关怀。

## 二、实验动物福利关系社会文明的脚步

社会发展到一定进程的时候，为了保障人类自身的健康，则要坚持倡导文明，保持生态平衡，走可持续发展道路。人类和动物同等生活在地球上，共享着地球的资源，人类和动物不应该是敌对的关系，而是相互依赖，互根互用的关系。

从人文与道德的角度来讲，实验动物为科学研究做出了极大的贡献，理应受到人类的关爱。因此，研究实验动物的福利是趋势所向，是协调社会各方面关系的必然结果。加强实验动物福利的研究不仅是对实验动物生存的保障，更是人类社会文明发展到较高的水平的体现，更加顺应了"和谐社会"的政治指导方针。

## 三、实验动物福利与我国法律措施的制定

法律是最有效的强制管理措施，采用立法手段来保护实验动物是势在必行的，健全了实验动物行业的规范措施。我国对此制定了一系列的法律法规，从 20 世纪八九十年代起颁布了多项有关动物保护方面的法律法规，并且对虐待动物、残杀动物的人员进行严肃的处理。

1988 年 11 月 8 日第七届全国人民代表大会常务委员

会第四次会议通过《野生动物保护法》；1997 年 7 月 3
日第八届全国人民代表大会常务委员会第二十六次会议
通过《动物防疫法》；2005 年 12 月 29 日第十届全国人
民代表大会常务委员会第十九次会议通过并颁布了《畜
牧法》。

　　上述法律的制定均属于实验动物福利法的范畴，实
验动物福利法的建立，为科技发展提供支持和服务，引
导着社会文明发展的进程，更是实现资源多样性的持续
化发展。要做到认可动物价值、维护动物福利、确实保
障动物根本利益。

## 第四节　实验动物福利具体表现——仁慈终点

### 一、仁慈终点概念

　　仁慈终点（Humane Endpoint）是动物遭受严重疼
痛、深度痛苦，因疼痛而引起的"不安""难受"，或是
动物濒临死亡前的最早外部体征。在不影响实验结果的
情况下，"人为"确定某一点或者阶段，以及时终止实
验。此点正是实验动物的仁慈终点。

### 二、仁慈终点分类

#### （一）仁慈终点的判定

　　仁慈终点的概念是由于实验动物的疼痛而产生的，
所以仁慈终点的判定标准也应由疼痛标准来进行判定。
我们的实验主要是通过小鼠进行的，小鼠在行为学上可
出现以下情况：

瞬间疼痛：肢体收缩、发出叫声、头部转向疼痛方向。

持续疼痛：挣扎、逃跑、磨牙、抓咬固定装置、舔疼痛部位。如果小鼠被完全固定，或者有创性造模，那么通过仪器监测可以检测到一些神经系统反应，例如心跳加快、呼吸急促、腹主动脉搏动明显、大小便失禁等。

（二）仁慈终点类型

第一种类型：当实验动物受到较大创伤时，实验动物已经不能再提供科学有效的实验数据或者有用的临床表现，很有可能会影响实验数据的真实性，使得实验结果呈现"人为阴性结果"，导致实验失败，为了减轻实验动物的痛苦，则应立即启用仁慈终点。

第二种类型：实验动物中出现了大范围感染的现象并且有继续蔓延趋势时，应当及时终止实验，寻找感染根源，反思实验操作或者饲养过程是否有不当行为，从而减少或避免更多实验动物遭到感染，也应立即启用仁慈终点。

第三种类型：在预实验的时候，实验动物在研究过程中痛苦程度远超过我们想象，我们对实验动物的疼痛以及损害预测不足，此时应该考虑更改实验方法，减轻实验动物痛苦，应立即启用仁慈终点。

三、仁慈终点意义

科学家们之所以提出仁慈终点的概念，就是基于实验动物在实验中遭受较大痛苦而考虑的，为了避免或减轻实验动物的痛苦，仁慈终点这一理念被广泛的应用到各个行业以及各个领域。

仁慈终点首先在科技界达成了共识，他们强调一定要对动物实验进行伦理审查，并且制定了相关的法规。动物管理和使用委员会（Institutional Animal Care and Use Committee，IACUC）① 将"3R"原则定为基本原则，在满足实验观察和检验中的工作需要的同时，针对实验动物所能承受的疼痛和痛苦，考虑是否对实验动物采取仁慈终点的考虑。

从实验结果的科学性和准确性的角度来讲，实验动物因疼痛带来的痛苦，有可能会产生生理上的变化，而这样的变化往往会导致实验的失败或者发生较大的偏倚。因此，为了避免类似的情况发生，保持科学的客观性和严谨性，可以在实验过程中对于遭受较大痛苦的实验动物采取仁慈终点的行为。

### 四、仁慈终点法律规定

#### （一）国际法

1986 年，欧盟首先制定法规和条款，对于实验动物应多加关爱，对于实验动物的实验环境、饲育过程都应处于实验动物健康安乐的状态。虽然当时还没有仁慈终点的概念提出，不过就针对如何减轻实验动物的痛苦，科学家们进行了深刻的讨论。

在 2000 年，国际上的经济与合作发展组织制定了《识别、评价和使用临床症状作为安全性评价中实验动物仁慈终点的指导性文件》，此文件将"3R"原则应用于

---

① IACUC 为研究机构专设部门，其功能在于保证动物设施运作必须符合《动物福利法》的规定，注册研究机构必须成立 IACUC，其成员不得少于三人且必须有一位兽医和一位机构外人员。

动物实验中。文件中明确给出了仁慈终点的定义，并且列举出潜在的实验动物痛苦状态，例如，叫声、呼吸频率、蜷缩状态等。针对这些临床指征，尽早对实验动物采取安抚、抚慰等措施，但实验动物若接近死亡或者处于濒死状态，为减轻实验动物痛苦，应进行人道处死。

（二）国家法

英国是世界上动物福利法实施最早的国家，"3R"原则也诞生于此。就在动物福利法蓬勃发展的阶段，美国、加拿大、日本先后颁布了本国的动物保护法，虽然没有确定仁慈终点的定义，但都涉及到为了减轻实验动物的痛苦，可以适当采取人道处死的行为。中国虽然在立法这方面起步较晚，但对于实验动物的保护一直都存在于历史的长河中，中国古往今来都遵循"仁心"理念，所以无论是对待资源动物还是实验动物，都会秉承这一理念，并将其发扬光大。

# 第十五章 生命伦理学中的实验动物

## 第一节 生命伦理学

### 一、生命伦理学基本概念

生命伦理学（Bioethics）是一门新兴学科。它主要研究生命科学、生物技术、以及医疗保健提出的伦理道德问题，并加以规范，使人们有所遵循。

伦理指人与人之间相互关系的基本道德和原则。

生命伦理学的生命主要指人类生命，但有时也涉及到动物生命和植物生命以至生态。

简而言之，生命伦理学是对人类行为的规范性研究，因此，可以将生命伦理学界定为运用伦理学的理论和方法，在跨学科跨文化的情境中，对生命科学和医疗保健的伦理学方面，包括决定、行动、政策、法律，进行的系统研究。

### 二、生命伦理学的基本原则

#### （一）尊重原则

尊重（Respect）不仅仅可以在人类身上体现，动物界亦是如此。动物作为替身，代替人们接受各项疾病损害性实验，甚至最终导致实验动物的死亡，这在一定程度上已经是一种"道德违法"。人类不能因追求自身生存价值就剥夺了动物的生存价值。

（二）公正原则

公正（Justice）这一原则应该体现在各个方面、各个阶层和各个领域。就对待动物实验方面来讲，实验人员的操作以及其他客观因素（实验环境、实验设备、饲养条件、运输路程）的影响，本身就造成了对实验动物的不公平，但这样的差异是不可避免的。我们现在自身可以做到的是，尽量制定一些实验法规规范整个实验过程以及约束人们的道德。

（三）不伤害原则

按原则上来讲，就不伤害（Non‒Maleficence）原则只能覆盖小范围的动物实验。动物实验存在的主观因素，就是动物可以使人类免受伤害。我们虽然不能完全避免伤害，但是我们可以降低伤害程度。例如某些实验动物在造模过程中由于被捆绑时间过长或者捆绑过紧导致了肢体坏死，如果我们在造模时时刻注意捆绑的力度和时间，或者找到其他方法代替捆绑，那么就有可能避免实验动物的肢体坏死。

但还有一种伤害是无法避免的，称为疏忽伤害。例如实验动物因为全身麻醉，造成延髓暂时性球麻痹，丧失了吞咽功能，很容易误吸呕吐物或者血液进入肺脏，从而造成肺栓塞，最终窒息死亡。这类伤害造成实验动物的不可逆损害、致残、死亡，均不是刻意伤害，所以不算是违反不伤害原则。

# 第二节　实验动物福利与生命伦理学的关系

## 一、实验动物的权益

### （一）一切生命享有同等的生存权利

人类作为高等动物主宰着世界，大自然不仅给予了人类生命，还创造了非人类以外的生命存在形式。人类作为世界的主宰者，并不意味着人类可以剥夺其他生物的生存权利，反而应该更加珍惜以及关爱自然界存在的每一种生物。虽然优胜劣汰是自然法则，但这只是大自然维护生态平衡的一种方式，如今人类用动植物进行科学实验是迫不得已的一种行为，目的是拯救更多生灵，人类对此也进行了严格的限制。

### （二）实验动物基本生活标准

实验动物为科学进步奉献了宝贵的生命，所以在进行实验的过程中，要为实验动物提供充足的水和食物，若有需求还应当补充适量的营养。每一类实验动物都还需要自身的栖息场所，恶劣的饲养条件不仅危害了实验动物的健康，还会对动物实验结果产生不利影响，除了客观条件需要保证，还要对实验动物进行人道主义关怀让实验动物处于健康安乐的状态。

### （三）实验动物的疾病诊治

实验动物因为生存环境的改变而突然出现疾病的状态，在野外生存的条件下，动物们可以通过自身免疫系统来自行修复。但在实验饲育或者进程中，实验动物出现了疾病的状态，则需饲育或者操作人员及时的为实验动物进行安抚，并且适当的加以诊治，但在采取治疗措施的时候要格外注意，因为治疗太过反而会对实验结果产生影响，放弃治疗亦会如此，所以就需要饲育人员或操作人员接受规范化培训，能权衡利弊，既可以让实验动物接受诊治，减轻疾病带来的痛苦，还能保证实验数据的科学性和准确性。

## 二、人类道德保障

人类作为高等动物，有义务保证低等动物，使它们免受疾病甚至死亡灭绝的危害。但由于人们现在过多的追捧利益，不仅没有保护动物，反而对一些珍稀的物种进行捕杀，使它们处于濒临灭绝的状态，更有甚者，为了一时的愤怒，向动物身上泼洒腐蚀性液体，造成动物身体上的伤害。

近些年来，由于物种大量的消失，人们又重新意识到了保护动物的重要性，世界各地都开展了保护动物的行动，我国将很多珍稀物种都列为了国家一级保护动物，而且相继制定了很多法律条款来约束此种行为。但就作者看来，不能仅仅用法律这种强制性手段来约束人类行为，要从根本上建立保护动物的道德意识。

还有一点也至关重要，就是我们现在赖以生存的地球环境。现在处处可见生活废弃物、到处可受到恶劣天气影响，例如雾霾、酸雨等。这不仅对动物生存的环境有着极大的影响，更威胁到人类的生命健康。由于环境因素导致人们患发癌症的几率显著提升，人们为了寻求治疗之法就会寻求更多的动物进行实验研究，长此以往，只会造成恶性循环，造成不可挽救的损失。所以，现在保护我们身边的环境刻不容缓，不仅低等动物受益，身为高等动物的人类同样受益。

# 第三节　实验动物的保护

## 一、实验动物保护的必要性

人类为了科技的进步利用实验动物来进行动物实验，但这不意味着人类可以肆意的残杀、虐待动物，人类进行动物实验只因为获得更多的知识。为此有些人会问了，何为实验动物保护？其实答案很简单，首先一点也是最根本的一点因为实验动物是有生命的存活于大自然当中的独立个体，既然是大自然中的产物，则也与人类同等享有自由生存的权利；而出于人道主义来说，保护实验动物，使实验动物免受身体损伤、疾病折磨和精神痛苦，人类应尽量减少人为对实验动物的直接伤害。

## 二、实验动物保健的兴起

随着社会科学文明的进步，人们不仅仅做到了保护实验动物，减轻实验过程中对实验动物的损害，近些年来，还发起了实验动物保健的学说。实验动物保健也就是指人类为确保实验动物健康所做的一切活动，实验动物的保健基于实验动物的健康，职责以治疗疾病为主，预防疾病为辅，但归根究底也是保障人类自身的生命安全。经过长期的发展，实验动物的保健已经不再是单纯的改善实验动物的环境条件、饲育过程，有些相关机构专门研究如何为实验动物量身打造一套保健计划，而且在实验动物的饲育过程中，在不影响实验结果的情况下，合理的在实验动物饲料和饮用水内放入适量的保健产品。这样既体现了人类对实验动物的人道关怀，同时也为整个实验的打下坚实基础。

### 三、实验动物保护的形式和措施

其实在上文中已经提到一些对实验动物保护的方法，在这里就是将其归纳总结一下，措施如下：

1. 多开发利用繁殖能力强的实验动物，如：鼠、兔、鸡等。

2. 发展新兴科学技术（如克隆技术），以人工驯养动物代替野生动物。

3. 加强实验动物检疫，防止疫病发生。

4. 合理配备资源，优化实验设计。

5. 严格管理动物实验，避免人为肆意残害实验动物。

### 四、实验动物的伦理审查分类

审查分为常规项目、全面审查项目、紧急审查项目三个方面。不过，无论是哪一方面的审查首先都要向伦理委员会递交申请。审查的方式主要依据被审查的实验研究项目对实验动物所造成的伤害程度，以及实验动物在伦理学和科学性的复杂性，但其目的终究是保障实验动物的动物福利。

主要流程如图所示：

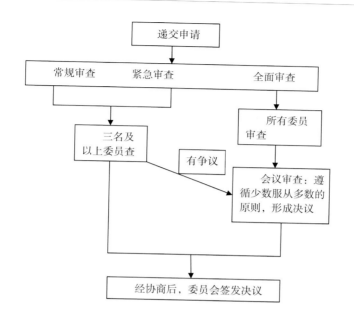

递交申请

常规审查　　紧急审查　　　　全面审查

三名及
以上委员查

有争议

所有委员
审查

会议审查：遵
循少数服从多数的
原则，形成决议

经协商后，委员会签发决议

# 第四节　实验动物的代替
（实验动物代替方法原理与应用）

## 一、"3R"理论

所谓的"3R"其实就是减少（Reduction）、优化（Refinement）、代替（Replacement）的简称。其要所表达的含义是指采用其他手段代替实验动物，尽量减少动物使用量，并且设法改良动物实验方法以减轻实验动物痛苦。1957年，英国动物学家 Russell 发表了《强化人道实验》（《The Increase Of Humanity In Experimentation》）中首次提出了3R的概念。3R理论一经形成就对西方实验动物学有着广泛的影响，而各个国家的科学家也为探索实验动物的代替方法做出不懈的努力。

3R 原则中减少、代替和优化，它们既是独立的个体，又是紧密联合的整体。随着科学的发展，先进的科学技术可以找到代替实验动物的方法来进行科学研究，这样就势必减少了实验动物的数量，而优化过的实验设计正是科学发展的根本体现，同样的减少了实验动物的数量，提高了实验动物的有效率。在当今社会最广为认知的代替动物实验则是基因芯片小鼠模型，虽然它不是整体动物的代替实验，但也在一定程度上减轻实验动物的痛苦。

"3R"运动在我国虽然开展的较西方国家晚，但是却发展迅速。国家科技部在 1997 年《关于"九五"期间实验动物发展的若干意见》中，已经把 3R 研究列为国家资助重点，更通过了许多相关法律条文，确实保障 3R 研究的有效开展。经过多年来各领域家学者的不断努力，我国现今的动物实验已进入标准化阶段，其一直奉行在坚持科学原则条件的同时，处死实验动物都遵循人道主义原则，而且必要时对待实验动物要采取仁慈终点福利，避免延长动物承受痛苦的时间。

虽然我国的 3R 运动在较快的发展，但由于受社会发展程度的影响，生产力发展的不平衡，我国的 3R 运动仍处在起步阶段，对一些问题仍在讨论之中。因为，国家为了更好的发展 3R 运动，普及动物福利的主要内容，建立广泛的 3R 运动意识，国家在 2008 年成立了替代方法的网络平台（Chinese Center for Alternatives Research and Evaluation，CCARE）。通过此平台，使更多的人了解到 3R 运动，也让更多的人参与到 3R 运动的研究之中。

## 二、替代方法的验证

验证（Validation）的定义是逐步完善的，2005 年给出了最新的定义即为着明确的目的，对特定的试验、方法、程序或评价的相关性和可靠性建立程序的过程。

其中相关性（Relevance）是指试验方法的科学价值，对于所关注效应的相关程度，以及为了特定的目的，某种方法是否适用和具有科学意义。可靠性（Reliability）是指实验结果的可重复性，在一定准度内，实验室之间（或实验室内）用能正确的某种方法，再现试验结果，可以进行重复性评价。

然而，上文仅仅指出了验证究竟为何物，要想真正地完成验证需要经过以下 5 个阶段，即试验方法的开发、前验性、验证、独立评价和法规认可程序。从科学的角度来讲，不管验证的方法是前瞻性的还是回顾性的，验证程序的目的都是要对验证遵循准则进行有效管理，唯有这样，出来的方法才是科学的、客观的、准确的、经得起考验的。

## 三、替代方法的认可

代替的试验方法并不能自动被管理机构接受，它需要接受严格的审查，以及自身所需要适合的法规管理机构。

总的来说要符合以下几点要求：

1. 提交的试验方法和支持的验证资料应以通过透明和独立的同行评审，评审人员视本领域内的专家，并且未参与试验方法的开发和验证且评价结果不会妨碍其经济利益。

2. 试验方法产生的数据对于风险评估①目的应当是有价值的。这些试验方法可能是单独存在的也可能是作为序列或阶梯试验方法的一部分而被使用的。

3. 试验方法产生的数据应当是充分的，无论是对于预测关注终点，还是证明新试验方法和现有试验方法之间的联系，或是对于证明新试验方法和靶物种效应之间的关系。

4. 对于法律程序或机构管理范围内的化学产品以及对于试验方法建议使用范围内的化学物质和产品，应当提供充分的试验方法数据。

5. 实验方法必须有很强的适应性，在设备简陋和优良的实验室之间是可转移的，最好是经过标准化测试后的试验方法。

6. 试验方法应当耗时少且成本低。

四、实验动物替代技术

实验动物替代技术现在已经发展到了很高到水平，可以是实验性方法，也可采取非实验性方法。实验性方法例如细胞试验技术、免疫学技术等，而非实验性方法则如信息交流与利用、计算机模型等。下面作者就简单说明四个应用广泛的实验性方法。

（一）细胞试验技术

在以往的经验中，科学家们最看好的就是细胞培养，希望可以用细胞培养的方法作为动物实验的替代载体，这样不仅容易控制实验条件，减少影响因素，而且对实

---

① 即对危险鉴定、剂量－反应评价，或暴露评估

验结果也容易解释。但这种技术也存在一定的缺陷，因为生命活动在一个简单的系统中发生的反应并不能完全代表动物整体的反应，也不能表达出某一器官组织的完全相同的反应性。

（二）分子生物学技术

分子生物学技术是目前发展最迅猛的也是应用最广泛的，分子生物学主要应用于基因治疗，由于现在癌症的高发，一方面是因为人们不规律的生活作息、空气质量的下降以及工业污染所带来的负面影响，但绝大部分是由于人类本身携带致病基因，或者基因在自身遗传的过程中发生了基因突变。此种方法虽然有了成功的人体基因治疗实验，但对于此种方法的安全性仍存有疑惑，例如给药的途径、用药时间与疗程、靶组织耐受程度、载体表达期限以及基因表达对组织器官的影响等都可以导致基因表达产物在不适当或者不期望出现的组织中被检测到，而且对整个机体的损伤程度也不得而知。目前，专家们仍然对此进行进一步的研究，希望得到更好的保证基因治疗的安全性，从而投入临床使用。

（三）免疫学技术

免疫学技术是主要应用于疫苗检测的一种手段，预计疫苗对人体的实际效果以及损伤程度。虽然小部分的动物实验可以预测到疫苗在人体上的实际效果，但绝大多数实验表明，动物实验结果与人类实际效果没有必然的直接联系。在动物实验中应用并不是因为实验动物可以代替人类产生实际效果，而是因为通过实验动物可以检测不同批次疫苗间的质量是否一致。通常人们都是用实验动物体内试验来检测疫苗的效力，然而，我国又在此基础上成功的利用小鼠进行了乙肝疫苗的体外相对效力检查法代替了体内试验，这样既减少了动物实验中的实验动物样本量，同时缩短了检测周期，避免了实验动物因长周期的疫苗试验所带来的痛苦，还保证了检测结果的准确性。

（四）转基因动物与克隆动物

大自然中有着丰富的物种资源，所以就出现了物种的差异性，若不考虑物种差异性的表现，统一用常规实验动物进行研究，很容易出现实验误差甚至相反的结果，但是物种之间又存在着种属关系。我们可针对相关种属类的动物进行动物实验，不过有些实验因为实验动物资源有限（灵长类动物）或实验动物极难管理，专家们想到了转基因动物来代替高等动物的方法。这样不仅解决了资源少、难管理、标准化程度低的问题，还提高了临床表达率，尤其是在致癌性检测方面，转基因动物模型通过特定信息的保留，为致癌物和癌基因与抑癌基因相互作用的研究提供了可靠的数据支持。

自从首只克隆动物"多莉"羊的诞生，科学家们就提出了一个大胆的建设——可否用克隆动物来代替实验动物进行动物实验。虽然理论上克隆动物可以进行动物实验，但是克隆动物可以进行的实验种类少、实验成本高、实验结果可信度低等缺陷，因此克隆动物代替实验动物进行动物实验尚在商榷之中。

五、CIR 小鼠动物模型的替代

CIR 对大脑的损伤是致命的，而脑部神经系统极为丰富，对人们以及实验动物都有巨大作用，是生活质量的"根本原动力"。脑部神经系统的功能最为复杂，反应十分迅速，和其他器官系统联系也十分紧密。CIR早期主要表现为大脑功能紊乱，或者是传导功能障碍。随着CIRI时间的延长，中枢神经系统的新陈代谢不能正常进行，间接损伤神经递质、神经细胞固有结构，从而造成不可逆的损伤。

对于神经系统损伤的实验，已有大量专家们指出，可以通过神经体外研究的方式，减少对动物的损害，大大降低了实验动物的死亡率。例如：通过组织器官的培养，离体的神经器官、组织或者细胞在培养基中生长于分化，采用多种先进仪器设备的检测，同样可以得到神经系统损伤的数据及机制分析。

基于以上的理论和实际经验的总结，CIR小鼠能否同样采取体外细胞损伤的方式进行实验还有待探讨。笔者认为，若能实现小鼠神经细胞体外损伤，再将损伤后的细胞在适当的环境下植入正常小鼠体内，通过人为干预治疗后使损伤的细胞得到修复，再将修复后的细胞移出小鼠体外，在与小鼠体内同等的培养基下，进行相关数据的计算与分析。此种想法若能获得成功，必将大大的减少CIR小鼠的死亡率，真正地确保了实验动物的生存权利，不过此种方法还有待进一步的实验加以证实。

# 第十六章　减轻实验动物的疼痛

## 第一节　实验动物感受到疼痛

疼痛（Pain）是一种伴随实际或潜在组织损伤的不愉快感官或情绪体验。这段定义是 1979 年国际疼痛学会（International Association for the Study of Pain，IASP）[①] 给出的，其认同性很高。这个定义强调疼痛是一种生理学和心理学的体验，它的发生与大脑活动有着直接的关联，因此，只要生物存在于清醒认知的状态下都能感觉到疼痛的所在。不过实验动物的疼痛并不能像人类一样用语言表达，但通过实验动物的行为学变化我们也不难看出伤害性刺激给实验动物带来的疼痛。

### 一、疼痛的发生机理

1965 年，疼痛的闸门控制学说，认为脊髓后角胶状质中的某些神经细胞对疼痛信息的传递具有闸门作用，

---

[①]　国际疼痛学会于 1973 年成立，促进了各国疼痛研究及临床工作的交流，各发达国家均成立了相应的专业机构。目前在美国及欧洲的一些国家和日本，疼痛诊疗被规定为医院的一项基本医疗服务内容，疼痛诊疗中心和疼痛科遍及各级医院，形成网络，有疼痛诊疗医生考试和管理制度，负责疼痛医生的注册、年检、考试和监督。IASP 出版了《疼痛诊疗中的必备条件》，并不断更新。

是疼痛信息向中枢神经系统传导的中转站，同时自身受周围神经粗、细传入纤维活动和高级中枢下行控制作用的影响。细纤维的传入冲动使闸门开放，将疼痛信息内传；粗纤维的传入冲动使闸门关闭，中断疼痛信息的传递，同时激活脑部高级中枢，通过下行控制系统控制闸门的活动。粗、细纤维的能量对比，直接控制了闸门的开闭，所以任何使细纤维活动增强和（或）粗纤维活动减弱的因素均可招致疼痛。

## 二、疼痛抑制机理

1970 年，科学家们发现导水管周围灰质中的神经细胞中含有丰富的脑啡肽受体，其周围存在大量的脑啡肽，并且注射微量的吗啡有着很好的镇痛效果。内源性的脑啡肽以及外源性的吗啡之所以具有强大的镇痛作用，其原因在于这些物质能与神经细胞上的阿片受体结合。除脑啡肽、内啡肽、强啡肽等内源性多肽及其受体外，5 - 羟色胺等神经递质及其相应的受体也参与下行控制或内源性疼痛抑制系统。

## 三、疼痛的性质

疼痛的性质有时极难描述，而且疼痛部位也有可能不固定，这样就对疼痛的性质不好准确定义。大多数疼痛最直接的现象就是躲避，根据疼痛的程度在临床上的表现也不同。因此对于疼痛最直接的判断还是根据受疼痛对象的表现以及精神状态。

## 四、疼痛的分类

（一）第一种分类方式：根据发展现状涉及疼痛诊疗项目分类

急性疼痛、慢性疼痛、顽固性疼痛、癌性疼痛、特殊疼痛和相关性疼痛。

（二）第二种分类方式：根据疼痛程度分类

微痛、轻痛、甚痛和剧痛。

（三）第三种分类方式：根据疼痛形式分类

钻顶样痛、暴裂样痛、跳动样痛、撕裂样痛、牵拉样痛和压扎样痛。

（四）第四种分类方式：世界卫生组织（World Health Organization，WHO）分类

0度：不痛；

Ⅰ度：轻度痛，可不用药的间歇痛；

Ⅱ度：中度痛，影响休息的持续痛，需用止痛药；

Ⅲ度：重度痛，非用药不能缓解的持续痛；

Ⅳ度：严重痛，持续的痛伴血压、脉搏等的变化。

# 第二节　实验动物疼痛因素

为了避免或减少实验动物的疼痛，我们就要知道有哪些因素可以导致实验动物的疼痛，若这些因素我们可以尽量控制，就可以降低实验动物的痛苦程度，甚至死亡风险。

## 一、运输因素

许多实验表明，实验动物在运输中途或者到达后出现精神萎靡、发病甚至死亡，主要来说是在运输途中由于环境的改变，实验动物自身出现了应激反应，而且生

理指标有明显变化。因此，如何让实验动物安全无应激的到达实验室，是保证实验有效开展的重要前提。

首先运输的笼具要符合国家标准，不能因为防止动物受伤和逃逸就限制实验动物的运输空间，要确保实验动物在笼具中可以转身、躺卧和正常姿势调整。而且，笼具中的空气质量、饲料饮水装置、卫生清洁级别也需要格外重视。还有一点要强调的是，运输工具中一定要配有可视动物窗，方便随时观察实验动物的情况。

其次是运输工具的选择，应尽量选择运输时间短、效率高且刺激小的运输工具。而且在搬运实验动物的过程中也要尽量避免发生碰撞，在运输工具内要设置缓冲装置，避免由于碰撞造成实验动物的损伤。

最后是运输的温度和噪音条件，运输实验动物最好选择环境温度事宜的天气，若运输的出发地和目的地有较大差异，还应考虑季节因素；而控制噪音条件是避免实验动物发生应激反应的关键因素，但控制噪音因素对实验动物的影响是比较困难的，我们能做到的仅仅是尽量选择安静时段或道路运输，减少噪音对实验动物的刺激。

## 二、环境因素

通过控制环境因素和警醒标准化管理，使得实验动物避免经历一些潜在应激因子对实验动物的伤害，从而降低由于环境因素造成的实验动物痛苦。微环境的变化也不容小觑，例如清洁笼具后，笼具会残留消毒药水的味道，对于味道敏感的动物来讲就成为了损伤因子。因为我们不能经常更换笼具，但还要保持笼具的清洁程度，所以只能靠饲育人员的经验来平衡当中的矛盾。不仅如此，还要重视实验动物自身警戒性的问题，例如实验鼠与实验猫不宜同等放置，因为天敌的关系会造成实验鼠紧张恐惧，造成内源性的心理损害。

三、实验模型选择

人们之所以选择实验动物来代替人类进行实验，主要原因是疾病模型的建立，另一方面就是用于新药的研发以及毒副反应研究。针对疾病模型的研究，现今的技术还没能找到一个十全十美的方法既可以创造疾病模型又可以使实验动物免受痛苦，虽然现在有许多专家提出了替代方法（上文中提到）但每种方法都有自身的缺陷性，因此能找到一个既能使实验动物免受痛苦，又能达到实验目标的方法，仍是科学家们苦苦追寻的目标。

对于新药的研发和毒副作用的研究，实验动物有着不可替代的作用，这类实验研究会让实验动物直接暴露在危险因素下，有毒的因子会对实验动物生理甚至解剖结构上造成极大的损害，而且引起实验动物的疼痛性质、程度、范围也是不可预测的。这类研究目标引起的实验动物疼痛已经引起了伦理学家的关注，同时科学家们也希望可以找到适宜的途径解决此类问题。

四、实验操作技术

实验的基本操作和饲育过程可以直接影响到实验动物的康乐程度。如换笼、喂食、给水等直接操作，对于实验动物是很小的应激因子，但仍需要技术熟练、专业知识丰富的饲养人员操作。看似一些很小的伤害因子结合在一起就会对实验动物造成痛苦，所以实验操作人员的规范化培训是极为重要的。

在实验的过程中，人们为达到造模标准，不得已对实验动物进行伤害操作，这也是实验动物疼痛的主要来源。实验操作时，若对实验动物造成较大伤害就必须采取在麻醉的状态下进行，并且在造模结束后观察实验动物的痛苦程度，而在造模过程中应尽量使用轻柔的手法固定实验动物和松解实验动物，还要熟练的掌握操作技能，避免因手法生疏对实验动物造成的二次损伤。

在此次 CIR 小鼠的实验过程中，实验操作人员十分注意规范化的培训，在早期的预实验过程中，注意锻炼对小鼠夹闭动脉的轻重拿捏，避免因为手法过于暴力而造成实验动物的死亡；同样在预实验的过程中，操作人员尽可能的计算适当的实验动物动脉夹闭时间，在不影响实验造模效果的同时尽最大努力减轻实验动物的损伤程度以及实验动物的死亡几率。同时在实验操作的过程中，实验操作人员为实验动物提供了"舒适""便捷""干净"的环境，一是方便实验操作人员在实验过程中的造模和实验结束后的清理，更重要的是为实验动物提供了良好的实验环境，在身体和精神上都为实验动物提供了到位的服务。

# 第三节　动物伤害程度控制

## 一、管理措施

在进行动物实验的过程中，实验人员的操作以及其他诸多因素对动物产生的不良反应似乎是不可避免的，甚至有些动物实验需要用此类不良反应作为实验的研究方向和结果的统计分析。但在此必须强调一点的是，不是动物实验就一定伴随实验动物的疼痛，即使伴随疼痛的产生，也应通过先进的科学技术和发挥人类的主观能动性，尽可能降低疼痛对实验动物的伤害，这就使得我们必须建立动物福利的观念。

首先，建立动物福利的观念是控制或减轻实验动物在实验过程中受到伤害而产生的不良反应程度最基本也是最重要的基础。在西方国家，许多国家都建立了较为健全的法律法规，并且有相应的、切实可行的、强制性的监管部门监督。我国也在这方面建立了一定的法律法规，但在执行力度上与西方国家还有一定的差距，如果每一位参与科学研究和实验操作的人员都能有一份动物福利的责任感，并自觉做到珍爱动物，那么在实验过程中无疑将使得实验动物享受高等待遇，减轻实验所带来的伤害。

其次，在实验操作的过程中，不仅要对参与实验人员进行科学技术上的培训，还要在道德思想上进行感化。有关部门应该多开展培训学习，最好可以用文字上的形式进行考核，或者指定指南等来约束培训人员行为。要求培训人员掌握动物福利的相关法律法规，熟悉实验动物的操作流程、饲养管理，以及锻炼培训人员应对突发事件的能力。

再次，建立标准操作规程也是势在必行的。通过建立标准操作流程（Standard Operating Procedure，SOP），可以很大程度上提高动物实验的工作水平，提高实验动物的动物福利。简单的说 SOP 包括三个方面：第一，实验中操作过程和实验技术会给实验动物带来的负面效应；第二，在负面效应的影响下，实验动物的痛苦表现；第三，在实验过程中，与动物有关的观察记录和文字报告。建立 SOP 时还要包括以下内容：实验动物的年龄、性别、品系等，饲料、饮水消耗情况，实验操作过程及抗感染方式，实验动物有无出现异常行为与表现，实验动物发病、死亡情况以及实验动物非正常死亡的尸检记录。

最后，每一项实验研究都有相应的应急预案，有效的应急预案可以减轻实验动物的痛苦经历。就科学研究的角度来讲，应急预案还可以防止在紧急状况下，实验数据的留存工作，避免有价值的实验数据丢失。

## 二、动物饲养管理和实验实施

在 SOP 中规定，实验动物的饲养必须满足其食物、饮水、居住条件和生活环境。由于生活环境的改变，实验动物必定会出现生理和心理上的反应，这就要求实验人员尽量减少外源的伤害，待实验动物适应了新环境后再进行实验操作，切不可操之过急。实验动物的饲喂、给水、换窝、清理都应有严格的时间管理，一定要尽量符合实验动物的生活时间。对于微生物的控制也需严格的监控，不要等出现了大量实验动物感染死亡的情况后，再追悔莫及。

大部分的科学实验都要通过一些干预手段来达到预期的实验状态，这就避免不了一些实验动物遭受损害，例如实验动物骨折模型、实验动物缺血模型等。还有一些实验要经过外科手术达到实验目标，这就要求实验人员必须具备一些外科手术操作技术以及麻醉技术，或者在整个操作过程中有专业的外科手术操作人员进行指导监督。在操作过程中，要时刻关注实验动物的生命体征，如果需要可采取补液、补热等施救措施。在对实验动物进行麻醉的过程中，应当计算好麻醉用量，选择合适的麻醉药物，不要因人为的失误导致实验动物的死亡。在实验操作过程后，还要注意镇痛剂和抗炎药物的使用，在不影响实验结果的情况下，尽量减轻实验动物的疼痛和感染，给予药物的同时，应尽量选取口服途径，避免皮下注射对实验动物的二次损伤，加重疼痛。

从实验动物饲育到实验动物的操作直至实验结束，都要密切关注实验动物的健康营养状况，如果发现实验动物有厌食或者营养不良的状况，应及时请兽医进行诊治并给予营养液的支持。

三、心理因素

随着科学日新月异的发展，实验动物科学知识不仅在控制实验动物患病、营养不良或经历不恰当饲养管理方面越来越规范，还在社会和心理因素的问题上得到广泛关注。一些不良的社会行为与残害动物的身心健康行为对实验动物来讲是一种潜在的威胁，而且还加重实验操作的危害效应。

2010 年，一件令人瞠目结舌的事件发生在复旦大学的校园里，一名该校研究生在宿舍内残忍的杀害了 30 只小猫，原因只是因为精神压力过大。像这种残害动物的事件每每发生都让我们心有余悸。更有报道称，北京大学利用流浪猫进行医学实验，虽然出发点是好的，但是在行为方法上仍需改进。

实验动物与资源动物有所不同的是，由于实验研究的需要，实验动物必须要进行禁锢，然而这对动物的天性来讲是一种抹杀。而在实验进行过程中，往往会对实验动物进行身体固定，对被限制运动的实验动物来讲，这是一种较强的应急因子，可以影响生理学指标，对其他准备进行实验的动物来讲也会产生一定的心理影响。所以这就要求我们必须针对实验动物的需要，仔细考虑各种环境因素后，再设计出合理的实验方案。例如，实验室内要设计专门的操作间、实验室内配备吊床和可旋转装置、实验室内可配备小规模的娱乐场所等。

实验动物与资源动物最大的不同在于有无人为干涉。动物生存环境中，各种改变因素都会使得动物产生身体和心理的变化。实验动物在社会地位上已经属于人类的从属关系，然而在人为干预后，有可能使得实验动物在心理上处于抵触、害怕、恐惧、绝望等情绪中，这就需要饲育和操作的实验员们在行为上进行安抚。实验操作常常涉及操作人员的态度、手法等，实验动物可将此等方式与情形中的不舒服因素、痛苦状态联系在一起，长此以往，会造成实验动物病理——生理改变。所以说实验操作中，首先要让实验动物熟悉陌生的环境，与实验操作人员建立合作关系，减轻焦虑程度，而实验人员也可通过食物奖励或其他正面鼓励，使得实验动物不会产生恐惧心理。

四、传染病控制

在实验动物居住的环境中，传染病的存在是对实验动物存活的重大考验，无论是否爆发大规模的致死现象，传染病的存在无时无刻不威胁着实验动物的健康。虽然有些实验动物在传染病毒存在的情况下也可以存活，但由于身体内有病原微生物的存在，很可能导致科学实验的失败，以及实验数据的失真。所以在任何地方进行实验，都要严格控制传染病的发生，要求使用 SPF 级动物，并定期检查实验动物是否处于健康安乐状态。

## 五、安乐死

实验动物科学中的安乐死（Humane Death）指的是对实验动物实施的人道处死。各国的法律法规对动物安乐死的方法都进行了强制性规定，如美国《动物福利法》（Animal Welfare Act）。因为实验动物作为人类的替难者用于各种科学实验，人类有义务给予实验动物足够的尊敬，处死动物时尽可能减少动物的疼痛和痛苦。

以下是几种处死方法：

### （一）颈椎脱臼处死法

此法是将实验动物的颈椎脱臼，断离脊髓致死，为大、小鼠最常用的处死方法。操作时实验人员用右手抓住鼠尾根部并将其提起，放在鼠笼盖或其他粗糙面上，用左手拇指、食指用力向下按压鼠头及颈部，右手抓住鼠尾根部用力拉向后上方，造成颈椎脱臼，脊髓与脑干断离，实验动物立即死亡。

### （二）断头处死法

此法适用于鼠类等较小的实验动物。操作时，实验人员用左手按住实验动物的背部，拇指夹住实验动物右腋窝，食指和中指夹住左前肢，右手用剪刀在鼠颈部垂直将鼠头剪断，使实验动物因脑脊髓断离且大量出血死亡。

### （三）击打头盖骨处死法

主要用于豚鼠和兔的处死。操作时抓住实验动物尾部并提起，用木锤等硬物猛烈打击实验动物头部，使大脑中枢遭到破坏，实验动物痉挛并死亡。

### （四）放血处死法

此法适用于各种实验动物。具体做法是将实验动物的股动脉、颈动脉、腹主动脉剪断或剪破、刺穿实验动物的心脏放血，导致急性大出血、休克、死亡。犬、猴等大动物应在轻度麻醉状态下，在股三角做横切口，将股动脉、股静脉全部暴露并切断，让血液流出。操作时用自来水不断冲洗切口及血液，既可保持血液畅流无阻，又可保持操作台清洁，使实验动物急性大出血死亡。

### （五）空气栓塞处死法

处死兔、猫、犬常用此法。向实验动物静脉内注入一定量的空气，形成肺动脉或冠状动脉空气栓塞，或导致心腔内充满气泡，心脏收缩时气泡变小，心脏舒张时气泡变大，从而影响回心血液量和心输出量，引起循环障碍、休克、死亡。空气栓塞处死法注入的空气量，猫和兔为 20 ~ 50ml，犬为 90 ~ 160ml。

### （六）过量麻醉处死法

此法多用于处死豚鼠和家兔。快速过量注射非挥发性麻醉药（投药量为深麻醉时的 30 倍），或让动物吸入过量的乙醚，使实验动物中枢神经经过过度抑制，导致死亡。

（七）毒气处死法

让实验动物吸入大量 $CO_2$ 等气体而中毒死亡。

（八）巨毒物质处死法

给实验动物注入过量巨毒物质而中毒死亡。

# 第十七章  CIR 小鼠实验过程的动物福利

CIR 小鼠造模准备过程中，首先，对周边环境进行了保温、清洁等措施的保护，其次，麻醉后的小鼠需要进行肛温测试，由于小鼠的肛门较小，需要在体温计头部涂抹润滑油，用镊子提起小鼠阴部，然后可以顺利插入体温计。这样做可以减少小鼠对外来刺激的应激反应，同时减少因为小鼠肛门过小而被温度计损伤的可能性。

CIR 小鼠造模实施过程中，由于要通过夹闭小鼠颈总动脉造成小鼠脑部缺血，所以分离小鼠颈总动脉成功与否是造模成功的关键，也是造成实验小鼠死亡的直接致命因素，本实验在体视镜下用眼科小镊子分离钝性双侧颈总动脉，再用眼科小镊子将颈总动脉与伴行的神经钝性分离，用手术丝线穿过颈总动脉下，两侧分别预留 3cm，并放置，将颈总动脉和并行的神经分隔开来。如果不能有效地将颈总动脉和并行的神经分隔，在夹闭动脉时，压迫神经，会引起反射性呼吸停止，导致实验小鼠的死亡。

CIR 小鼠造模手术过程中，切口处组织会迅速干燥粘连。因此，切开后，及时用干棉球撕成薄片状，用生理盐水蘸湿，轻轻盖在切口处。夹闭血流开始，要注意保护体温不低于 37℃。低于 37℃ 时，要及时加热，避免低温对脑组织的保护。对于实验小鼠的固定，此次实验采用了橡皮膏固定的方式，用橡皮膏固定的好处在于减少对实验小鼠四肢的损伤，在硬纸板或小动物手术台上固定，用布质橡皮膏向左右两侧伸展固定四肢，丝线向头顶部固定拉紧上牙，可使体形舒展，易于操作。

# 参考文献

［1］甄毅岚，王亚男，李晟，等．线栓法制备不同体重KM小鼠局灶性脑缺血/再灌注模型的建立及评价［J］．中国实验动物学报，2013，21（2）：39－44，彩插页．

［2］卞杰勇，王宇卉，张世明，等．雌激素对大鼠局灶性脑缺血的保护作用［J］．苏州大学学报（医学版），2003，23（4）：399－401．

［3］Engel O，Kolodziej S，Dirnagl U，Et Al. Modeling Stroke In Mice－Middle Cerebral Artery Occlusion With The Filament Model［J］．J Vis Exp. 2011；（47）：2423－2427．

［4］王芙蓉，姜永生，肖文伍，等．颈内动脉线栓法建立小鼠局灶性脑缺血再灌注模型［J］．卒中与神经疾病，2003，10（2）：112－114．

［5］孙艳，张洹，谭广销．小鼠线栓法局灶性脑缺血再灌注模型的改良［J］．暨南大学学报（医学版），2005，26（6）：776－780．

［6］苏志杰．动物实验"3R"方法的发展概况［J］．动物医学进展，2004，25（4）：36－39．

［7］张勇，张付臣，张光云，等．基于广义相加模型的脑卒中发病环境因素分析．重庆工商大学学报（自然科学版），2014，31（2）：43－49．

［8］黄仁发．南昌市气象因素与脑卒中发病关系的研究．南昌大学公共卫生学院，2012．

［9］杨文艳．脑血管病的气象敏感因子分析及其预报模型．第27届中国气象学会年会气候环境变化与人体健康分会场论文集，2010．

［10］王宝鉴，张书余，谢静芳，等．吉林省心脑血管疾病与气象条件关系分析和预报研究．第七届全国优秀青年气象科技工作者学术研讨会论文集，2010．

［11］李辞蓉，华兴邦，宋大鲁，等．小鼠常用针灸穴位［J］．实验动物与动物实验，1992，2（2）：85－87．

［12］华兴邦，李辞蓉，周浩良，等．大鼠穴位图谱的研制［J］．实验动物与动物实验，1991，1（1）：1－5.

［13］Jian－Xin ZHAO，Hua－Zhou XU，Yuan－Xiang TIAN，Et Al. Effects Of Electroacupuncture On Brain－Derived Neurotrophic Factor Mrna Expression In Mouse Hippocampus Following Cerebral Ischemia－Reperfusion Injury. Journal Of Traditional Chinese Medicine，2013，33（2）：253－257.

［14］赵建新，田元祥，李国明，等．拟血管性痴呆小鼠模型皮层及海马细胞病理组织学动态观察［J］．中国病理生理杂志，2000，16（11）：1214－1216.

［15］赵洪云，管慧红，钟雪云，等．开胸冠状动脉结扎法制作大鼠心肌梗死模型［J］．国外医学：内科学分册，2005，32（12）：540－542.

［16］王芙蓉，姜永生，肖文伍，等．颈内动脉线栓法建立小鼠局灶性脑缺血再灌注模型［J］．卒中与神经疾病，2003，10（2）：112－114.

［17］陈玉敏，陈涛平，冯浩楼．脑缺血再灌注损伤机制与治疗现状［J］．医学研究与教育，2012，29（6）：47－54.

［18］王黎．病理生理学［M］．郑州：郑州大学出版社，2007.

［19］殷莲华，钱睿哲．病理生理学［M］．上海：复旦大学出版社，2005.

［20］余丽君，姜亚芳．病理生理学［M］．北京：中国协和医科大学出版社，2001.

［21］唐朝枢．病理生理学［M］．北京：，北京大学出版社，2009.

［22］刘玉林，张琰，胡玉珍．基础医学动物实验技术［M］．西安：第四军医大学出版社，2008：1.

［23］薛慎伍．缺血性脑血管病的研究进展［M］．济南：黄河出版社，2002：479.

［24］周光兴，杨斐，杨萍．医学实验动物学［M］．上海：复旦大学出版社，2012：70.

［25］何诚．实验动物学［M］．北京：中国农业大学出版社，2006：63.

［26］杨斐，胡缨．实验动物学基础与技术［M］．上海：复旦大学出版社，2010：141.

［27］蒋健敏，陈民利．实用医学实验动物学［M］．杭州：浙江人民

出版社, 2009：39.

［28］李玉冰．实验动物［M］．北京：中国环境科学出版社, 2006：111.

［29］李华, 史晓萍, 张景云．新编实验动物学［M］．辽宁：辽宁民族出版社, 2006：122.

［30］孙以方．医学实验动物学［M］．兰州：兰州大学出版社, 2005：179.

［31］邹移海, 徐志伟, 苏钢强．实验动物学［M］．北京：科学出版社, 2004：75.

［32］李凤奎, 王纯耀．实验动物与动物实验方法学［M］．郑州：郑州大学出版社, 2007：111.

［33］钟秀会. 动物针灸学［M］．北京：中国农业科学技术出版社, 2006.

［34］赵阳生. 兽医针灸学［M］．北京：农业出版社, 1993.

［35］谢仲权. 兽医针灸穴名解［M］．北京：农业出版社, 1993.

［36］胡元亮. 实用动物针灸手册［M］．北京：中国农业出版社, 2014.

［37］胡元亮. 小动物针灸技法手册［M］．北京：化学工业出版社, 2009.

［38］沈雪勇. 经络腧穴学［M］．北京：中国中医药出版社, 2003.

［39］贺争鸣, 李根平, 李冠民, 等．实验动物福利与动物实验科学［M］．北京：科学出版社, 2011：3 – 8, 17 – 18.

［40］程树军, 焦红．实验动物替代方法原理与应用［M］．北京：科学出版社, 2010：13 – 17.

［41］邹译萱. 基于动物虐杀的伦理研究．云南财经大学硕士研究生学位论文［D］. 2012：43 – 53.

［42］杨德森, 田先翔, 李浩浩, 等．红景天苷对大鼠脑缺血再灌注损伤抗氧化活性的实验研究［J］．时珍国医国药, 2011, 22（9）：2288 – 2290.

［43］崔翔, 陈彦青. 脑缺血神经元凋亡的机制．武警医学院学报, 2008, 17（11）：1031 – 1033.

# 中英文名词对照表

| 序号 | 中文名词 | 英文名词 |
|------|----------|----------|
| 1 | 脑缺血再灌注 | Cerebral Ischemia Reperfusion，CIR |
| 2 | 脑缺血再灌注损伤 | Cerebral Ischemia Reperfusion Injury，CIRI |
| 3 | 腺嘌呤核苷三磷酸 | Adenosine Triphosphate，ATP |
| 4 | 过氧化氢酶 | Catalase，CAT |
| 5 | 超氧化物歧化酶 | Superoxide Dismutase，SOD |
| 6 | 黄嘌呤脱氢酶 | Xanthine Dehydrogenases，XD |
| 7 | 黄嘌呤氧化酶 | Xanthine Oxidase，XO |
| 8 | 线粒体 | Mitochondrion |
| 9 | 钙超载 | Calcium Overload |
| 10 | 电压依赖性钙通道 | Voltage Dependent Calcium Channel，VDCC |
| 11 | 受体操纵性钙通道 | Receptor operated calcium channel，ROC |
| 12 | 配体门控性钙通道 | Ligand Gated Calcium Channel，LGC |
| 13 | 钙库释放通道 | Calcium Release Channel |
| 14 | 蛋白激酶 C | Protein Kinase C，PKC |
| 15 | 磷脂酶 C | Phospholipase C，PLC |
| 16 | 三磷酸肌醇 | Inositol Triphosphate，IP3 |
| 17 | 甘油二酯 | Diacylglycerol，DG |
| 18 | 降解酶 | Degradative Enzyme |
| 19 | 磷脂酶 | Phospholipase |
| 20 | 蛋白酶 | Protease |
| 21 | 核酸内切酶 | Endonuclease |

| 序号 | 中文名词 | 英文名词 |
|---|---|---|
| 22 | 乙酰胆碱酯酶 | Acetylcholinesterase，AChe |
| 23 | 丙二醛 | Malonaldehyde，MDA |
| 24 | 电针疗法 | Electroacupuncture，EA |
| 25 | 经皮电神经刺激疗法 | Transcuataneous Electrical Nerve Stimulation，TENS |
| 26 | 锥形电极穴位刺激疗法 | Silver Spike Point Therapy，SSP |
| 27 | 无特定病原体 | Specific Pathogen Free，SPF |
| 28 | 血小板活化因子 | Platelet Activating Factor，PAF |
| 29 | 黏附分子 | Adhesion Molecule |
| 30 | 白三烯 | Leukotriene，LTs |
| 31 | 血栓素 $A_2$ | Thromboxane $A_2$，$TXA_2$ |
| 32 | 环磷酸鸟苷 | $3'-5'-$cyclic guanosine monophosphate，cGMP |
| 33 | 环磷酸腺苷 | cyclic Adenosine Monophosphate，cAMP |
| 34 | 人类疾病的动物模型 | Animal Model of Human Diseases |
| 35 | 外推法 | Extrapolation |
| 36 | 小鼠 | Mus musculus |
| 37 | 防止虐待动物协会 | Society for the Prevention of Cruelty to Animals，SPCA |
| 38 | 英国皇家反虐待动物协会 | Royal Society for the Prevention of Cruelty to Animals，RSPCA |
| 39 | 美国防止虐待动物协会 | American Society for the Prevention of Cruelty to Animals，ASPCA |
| 40 | 实验动物学 | Laboratory Animals Science，LAS |
| 41 | 实验动物 | Laboratory Animals，LA |
| 42 | 实验动物模型 | Laboratory Animal Models |
| 43 | 自发性动物模型 | Spontaneous Animal Models |
| 44 | 诱发性或实验性动物模型 | Experimental Animal Models |
| 45 | 国际航空运输协会 | International Air Transport Association，IATA |
| 46 | 仁慈终点 | Humane Endpoint |
| 47 | 动物管理和使用委员会 | Institutional animal Care And Use Committee，IACUC |

| 序号 | 中文名词 | 英文名词 |
|---|---|---|
| 48 | 生命伦理学 | Bioethics |
| 49 | 尊重 | Respect |
| 50 | 公正 | Justice |
| 51 | 不伤害 | Non – Maleficence |
| 52 | 减少、优化、代替 | Reduction，Refinement，Replacement，3R |
| 53 | 替代方法的网络平台 | Chinese Center for Alternatives Research and Evaluation，CCARE |
| 54 | 验证 | Validation |
| 55 | 相关性 | Relevance |
| 56 | 可靠性 | Reliability |
| 57 | 疼痛 | Pain |
| 58 | 国际疼痛学会 | International Association for the Study of Pain，IASP |
| 59 | 世界卫生组织 | World Health Organization，WHO |
| 60 | 标准操作流程 | Standard Operating Procedure，SOP |
| 61 | 人道处死 | Humane Death |